C.H.BECK  WISSEN

in der Beck'schen Reihe

Dieses Buch erläutert Ursprung und Geschichte der Chinesischen Medizin von ihren Anfängen in der Antike bis in die Gegenwart. Es schildert ihre Eigenart als säkularer Gegenentwurf zu dem bis heute in China weit verbreiteten Glauben an den Einfluß von Göttern, Ahnen und Dämonen auf die Gesundheit der Lebenden und verdeutlicht die spezifisch chinesische Weltanschauung, die dieser Heilkunde zugrunde liegt. Der Autor zeigt die Gründe auf für die zwei Jahrtausende während Vielfalt therapeutischer Ansätze in der chinesischen Kultur und den Bedeutungsverlust der Chinesischen Medizin vor dem Hintergrund der chinesischen Reformpolitik im 20. Jahrhundert, und er beschreibt die kreative Rezeption der sogenannten Traditionellen Chinesischen Medizin in den westlichen Industrienationen seit den 1970er Jahren.

Prof. Dr. Paul U. Unschuld ist Sinologe und Medizinhistoriker und Direktor des Horst-Görtz-Stiftungsinstituts für Theorie, Geschichte und Ethik chinesischer Lebenswissenschaften der Charité-Universitätsmedizin Berlin.

Paul U. Unschuld

TRADITIONELLE CHINESISCHE MEDIZIN

Verlag C. H. Beck

Originalausgabe
© Verlag C. H. Beck oHG, München 2013
Satz: Fotosatz Amann, Aichstetten
Druck und Bindung: Druckerei C. H. Beck, Nördlingen
Umschlagentwurf: Uwe Göbel, München
Umschlagabbildung: Akupunkturmodell, © ping han – fotolia
Printed in Germany
ISBN 978 3 406 65602 6

www.beck.de

Inhalt

Einführung

Kenntnisse einer spezifisch chinesischen Heilkunst sind seit dem späten 16. Jahrhundert von Ostasien nach Europa gelangt. In Japan wirkende portugiesische Jesuiten berichteten ihren Ordensoberen als erste von einem merkwürdigen, in ihrer Heimat nicht bekannten Verfahren, dünne Stifte durch die Haut in das Körpergewebe Kranker einzustechen, um auf diese Weise therapeutische Wirkungen zu erzielen. In darauf folgenden Jahrhunderten gelangten auch Ärzte, zunächst mit den sogenannten Ostindien-Gesellschaften der Holländer und dann der Engländer und schließlich im Dienste amerikanischer Missionsgesellschaften, nach Süd-Ostasien und China selbst. Sie wurden dort Augenzeugen chinesischer Nadeltherapien, denen sie die lateinische Bezeichnung *acupunctura*, also das «Einstechen mit spitzem Gegenstand», gaben. Daraus entstand dann im Deutschen das Wort Akupunktur. Sie berichteten auch über andere Heilverfahren, insbesondere die chinesische Arzneikunde und das Abbrennen kleiner Mengen von Kräutern auf bestimmten Hautpunkten, um so das Befinden des menschlichen Organismus zu beeinflussen. Das japanische Wort für Brennen, *mokusa*, und das lateinische Äquivalent fanden gemeinsam Eingang in die neue Wortschöpfung Moxibustion.

Heute ist die sogenannte Traditionelle Chinesische Medizin, oft kurz TCM genannt, ein in der gesamten westlichen Welt bekannter Beitrag aus der chinesischen Kulturgeschichte zu der heilkundlichen Realität der Gegenwart. In keinem anderen Bereich konnte das moderne China so viel anerkennende Aufmerksamkeit auf vergangene Kulturschöpfungen lenken. Kein anderer Aspekt aus der zweieinhalb Jahrtausende während der Vorgeschichte des heutigen Chinas hat sich so tief und zugleich positiv in das Bewußtsein auch der Bevölkerung westlicher, von moderner Naturwissenschaft und Technologie geprägter Indus-

trienationen eingeprägt wie die TCM. Das ist durchaus ein er-
staunlicher Vorgang, wenn man sich die noch vor wenigen Jahrzehnten kaum vorstellbaren diagnostischen und therapeutischen Leistungen der westlichen Medizin vor Augen hält und
sich fragt, wie ein wissenschaftlich nicht belegtes und auch nicht
belegbares fremdkulturelles Heilverfahren aus der Antike ein so
großes Interesse finden und zu einem ernst zu nehmenden Fak-
tor im Gesundheitswesen aller westlichen Industrienationen
werden konnte.

Nicht nur Laien und marginale Heiler bemühen sich um Ausbildung in und Anwendung von Akupunktur und Traditioneller
Chinesischer Arzneikunde. Zahlreiche Ärzte, die ein langwieri-
ges Studium an den allein der westlichen Naturwissenschaft
und den aus diesen abgeleiteten diagnostischen und therapeutischen Prinzipen verpflichteten medizinischen Fakultäten europäischer oder US-amerikanischer Universitäten erfolgreich ab-
geschlossen haben, sind der Vermutung gefolgt, auch in nicht-
europäischen Heiltraditionen wirkungsvolle Verfahren zu
finden. Viele haben sich in dieser Erwartung auch bestätigt gesehen. Die Traditionelle Chinesische Medizin nimmt hier, neben
dem indischen Ayurveda, eine vorrangige Stellung ein.

Dieses Phänomen in seiner historischen Entstehung und in
seiner gegenwärtigen Relevanz zu beschreiben und zu deuten,
dient das hier vorgelegte Buch.

Ein erster Teil ist der Entstehung einer eigenen chinesischen
Medizin vor gut zwei Jahrtausenden, beginnend mit dem zweiten Jahrhundert v. Chr., gewidmet. Er zeigt auf, wie die politischen Umwälzungen zum Ende der Zhou-Zeit (1046–256) und
während der Qin-Dynastie (221–206) und anschließend der
Han-Dynastien (206 v.–8 n. Chr., 23–219) ein neues Denken
anregten, das nicht nur eine neue Sicht auf die Gesellschaft her-
vorbrachte, sondern auch eine neue Weltanschauung entstehen
ließ, einschließlich eines völlig neuartigen Verständnisses der
gesunden und kranken Zustände des menschlichen Organismus. Die vorbeugenden und therapeutischen Verfahren, die sich
aus diesem neuen Verständnis ableiteten, bezeichnen wir als die
historische Chinesische Medizin. Die antiken Schriften, die die-

se Medizin dokumentierten, sind auch heute noch – wenn auch in Editionen aus späteren Jahrhunderten – verfügbar und werden von Befürwortern einer klinischen Anwendbarkeit der Traditionellen Chinesischen Medizin konsultiert und als Grundlage ihres Handelns mit einbezogen.

Der zweite Teil widmet sich der Entwicklung der chinesischen Medizin und ihrer weltweiten Verbreitung als Traditionelle Chinesische Medizin in der jüngeren Gegenwart Chinas und Europas etwa von Beginn des 19. Jahrhunderts an. Bis dahin waren die Ärzte Europas auch Anregungen aus fremden Kulturen gegenüber sehr offen. Die Berichte aus China über eine verglichen mit der europäischen Medizin ganz andere Art des Umgangs mit Kranksein fanden zu einer Zeit offene Ohren, als die europäischen Ärzte über ihre eigene Heilkunde zutiefst verunsichert waren. Die europäische Medizin war noch auf der Suche nach einem neuen Paradigma, das die vielen neuen Erkenntnisse zur Morphologie und den Funktionen des menschlichen Organismus sowie die in rascher Abfolge veröffentlichten Fortschritte der Chemie, der Physik und damit auch der Technologie in einem überzeugenden theoretischen Überbau zusammenfaßte. Ein solcher allgemeiner Überbau kam erst Mitte des 19. Jahrhunderts durch die Zelltheorie Rudolf Virchows (1821–1902) zustande.

Die Nachrichten von den chinesischen Nadeltherapien wurden im 18. Jahrhundert mit dem neuen Wissen um die Elektrizität in Verbindung gesetzt und die Nadeln als mögliche Stimulantien einer körpereigenen elektrischen Kraft gedeutet. Eine, wie es ein Arzt zu Beginn des 19. Jahrhunderts ausdrückte, weit verbreitete «Akupunkturmanie» war die Folge – zeitgleich mit der Löschung der Akupunktur als akademisches Lehrfach und der Verbannung der Nadeltherapie in den Bereich der Volksheilkunde in ihrem Ursprungsland China.

Der Aufschwung der modernen westlichen Medizin etwa seit 1835 und ein neu erwachtes Selbstbewußtsein ihrer Ärzte und Wissenschaftler erstickten das Interesse an chinesischer Heilkunde alsbald. Nach 1850 waren Akupunktur und andere chinesische Verfahren nur noch wenigen bekannt; eine erkennbare

Rolle in der öffentlichen Diskussion oder gar in der medizinischen Praxis spielten sie nicht mehr. Die Entwicklung, die dazu führte, daß heute die TCM wieder ein allgemein bekannter Begriff ist, daß Zehntausende von Ärzten und Heilpraktikern in Deutschland und auch in anderen westlichen Industrieländern von sich behaupten können, erfolgreich eine vielfach zufriedene Patientenschaft zu behandeln, ist zu beschreiben und in ihren Ursachen zu untersuchen.

In der entgegengesetzten Richtung fand die europäisch-amerikanische Medizin unter der gemeinsamen Bezeichnung «Westliche Medizin» ab der Mitte des 19. Jahrhunderts rasch Eingang und Verbreitung in China. Die auf Grund der Demütigungen durch europäische Mächte, die USA und schließlich das benachbarte Japan desolate Lage des sich im Selbstverständnis als «Reich in der Mitte» bezeichnenden Landes ließ alle Reformer und Revolutionäre an den eigenen Wissenschaften und der eigenen Medizintradition verzweifeln. Sie sahen allein in einer Übernahme der westlichen Medizin die Gewähr, ein effektives Gesundheitswesen in einem «neuen China» einzurichten. Jahrzehnte nach Gründung der Volksrepublik China im Jahre 1949 und der Öffnung in den 1970er Jahren erkannten chinesische Stellen zudem das wirtschaftliche Potential einer weltweiten Vermarktung ihrer an die Moderne angepaßten Heilkunde.

Aus dem in den westlichen Industrieländern weit verbreiteten Wunsch, die «Traditionelle Chinesische Medizin» als eine der «Westlichen Medizin» entgegengesetzte, auch spirituell alternative Heilkunde zu rezipieren und anzuwenden einerseits und der offiziellen chinesischen Politik andererseits, eben diese TCM in den biomedizinischen Erklärungsrahmen der westlichen Medizin einzufügen und vor allem deren nach modernsten biologischen Kriterien legitimierte Arzneivorschriften weltweit zu vermarkten, ist ein Widerspruch erwachsen, der über die Gegenwart hinaus die Dynamik der TCM beeinflussen wird.

Berlin, 2013   Paul U. Unschuld

Teil I:
Die historischen Grundlagen

I. Ursprung und Eigenart
der Chinesischen Medizin

Im Jahr 221 v. Chr. beendete Ying Zheng, der König von Qin 秦, nach langen aber erfolgreichen Feldzügen eine mehrhundert-jährige Epoche kriegerischer Auseinandersetzungen unter ursprünglich zahlreichen Kleinstaaten und ernannte sich zum «Ersten Erhabenen Gottherrscher von Qin». Qin Shi Huang Di 秦始皇帝, so sein Titel in chinesischer Sprache, wurde somit zum Gründer der politischen Struktur der Kaiserdynastien, die eine weltweit einzigartige Überlebensdauer erreichte. Erst 2133 Jahre später, Anfang des Jahres 1912, dankte ein Mandschure namens Aisin Gioro Pu Yi als zugleich letzter Kaiser der Qing-Dynastie und später Nachfolger des Qin Shi Huang Di ab. Wenige Wochen zuvor, Ende 1911, war die Republik China ausgerufen wor-den.

Der Erfolg der von Qin Shi Huang Di mit äußerster Rück-sichtslosigkeit durchgesetzten Ausschaltung der zuletzt noch sechs mit Qin um die Vormacht konkurrierenden Staatswesen verschaffte dem ersten Kaiser bis heute einen herausragenden Platz in der chinesischen Geschichtsschreibung. Sein Grab, in dem er sich mit Tausenden von in Ton lebensgroß und lebens-echt nachgebildeten Kriegern bestatten ließ, machte ihn seit de-ren Entdeckung und Öffnung für den Tourismus in den 1970er Jahren weltweit bekannt.

Auf die Entwicklung der Chinesischen Medizin mag Qin Shi Huang Di keinen Gedanken verschwendet haben. Die neuen politischen Strukturen, die er nach nicht einmal zwei Jahrzehn-ten an der Spitze des geeinten China hinterließ, prägten sich al-lerdings derart nachhaltig in das Bewußtsein eines Teils der damaligen intellektuellen Elite ein, daß sie für eine lange Zeit auch die Sicht auf die Strukturen des menschlichen Organismus beeinflußten – der Körper glich dem Staat. Das Bemühen, den Körper in Gesundheit zu halten und aus Krankheit wieder zurück zu Gesundheit zu führen, sollte denselben Gesetzen folgen wie die Befriedung der Gesellschaft. Die damaligen Beobachter von Staat und Körper sahen in diesen beiden Bereichen keine Unterschiede. Für Regieren und für das Therapieren verwendeten sie ein und dasselbe Wort: *zhi* 治, neutral zu übersetzen als «ordnen».

China war im 3. Jahrhundert v. Chr. bereits eine Hochkultur. Die Schrift war perfektioniert und eignete sich zum Ausdruck auch höchst anspruchsvoller politischer, philosophischer und militärischer Konzepte und Visionen. Tausende von Schriftzeichen boten gebildeten Autoren die Möglichkeit, ihren Gedanken Ausdruck zu verleihen. Ein über große geographische Entfernungen verstreutes Netz von Lesern erzeugte einen Bedarf an Schriften, die in Kopien ihren Weg zu ihren Adressaten fanden. Der Erste Erhabene Gottherrscher besaß offenbar die besten Ratgeber, derer es bedurfte, um aus einem feindlichen Gegeneinander von zuletzt sieben politischen Großräumen innerhalb kürzester Zeit einen wirtschaftlich und kulturell integrierten Organismus entstehen zu lassen. Die Standardisierung der Maße und Gewichte sowie der Schrift und der Fahrspuren und manche andere Maßnahmen mehr ermöglichten die Gründung von Großstädten, die aus weit entfernten Regionen versorgt werden mußten. Der Kreislauf von Menschen und Gütern war die Vorbedingung für die Aufrechterhaltung der Ordnung.

Die Menschen lebten dennoch immer noch unter dem Eindruck der vergangenen Jahrhunderte, die als die «Epoche der Kämpfenden Reiche» in die Geschichte einging. Jegliche Moral, so beklagten es zeitgenössische Beobachter, schien verloren gegangen zu sein im Kampf eines Jeden gegen Jeden. Die Einigung des Reiches hatte dem Krieg der einzelnen Teilstaaten mit Waffen ein Ende bereitet, doch das Trauma des Jeder gegen Jeden blieb bestehen; es findet sich in der kollektiven Mentalität Chinas bis heute. Überleben, das lehrten diese Jahrhunderte, kann nicht der Gute. Überleben kann nur der Listige. Die Anleitungen zum Gebrauch der listigen Strategeme, die einem im dauernden Überlebenskampf einen Vorteil sichern, ist bis in die Gegenwart kulturelles Allgemeingut in China geblieben.[1]

2. Die existentielle Fremdbestimmung

Das Überleben wird freilich nicht allein durch böse menschliche Feinde bedroht, die einem nach Besitz oder mehr trachten. Das Überleben wird auch durch unsichtbare Feinde und Gefahren bedroht, die offenbar wie die menschlichen Feinde überall lauern und derer es sich zu erwehren gilt. Der Mensch, so lautete das Fazit jener Zeit und für einen Großteil der Bevölkerung bis in die jüngste Zeit, hat kaum eine Chance, sein Leben selbst zu gestalten. Güte und Länge des irdischen Daseins sind abhängig von Kräften, auf die der Mensch nur einen vagen Einfluß hat. Ob und wann man krank wird und vielleicht auf Grund einer Krankheit stirbt, das liegt nicht in den eigenen Händen. Dafür sind Kräfte verantwortlich, die der Mensch bestenfalls anflehen oder mit Opfern besänftigen kann.

Die Menschen, die sich zu der Zeit, als der Herrscher des Königreichs Qin sich zum Ersten Erhabenen Gottherrscher über ganz China erklärte, Gedanken über die Ursachen des Krankseins und des frühen Todes machten, sie wußten, wer die Macht über das irdische Leben ausübte. Sie hatten mehrere Kräfte identifiziert, denen das Leid, von dem sie heimgesucht wurden, zuzuschreiben war. Den Ahnen kam eine besondere Bedeutung zu in der Verursachung von Kranksein. Auf Schulterblättern von Rindern und auf den Unterbodenschalen von Schildkröten ritzten die Lebenden bereits um 1000 v. Chr. Fragen an die Verstorbenen, um zu erkunden, warum der Zorn eines Ahnen erweckt worden war und dann als Folge die Erkrankung eines Nachfahren verursacht hatte, und ob vielleicht ein Geschenk, also ein Opfer, den Zorn besänftigen könne.

Immer ausgefeilter wurden die Vorstellungen von der Abhängigkeit der Lebenden von ihren Vorfahren. Die Vorstellung, Verstöße der Lebenden seien der Anlaß für die Bestrafung durch die Ahnen, kehrte sich offenbar im Laufe der Jahrhunderte um in eine Abhängigkeit der Lebenden von den Vergehen, die die Vorfahren selbst begangen hatten. Neun Generationen der Ahnen, so wußte man möglicherweise bereits sehr früh in der Shang-Zeit, spätestens jedoch zu Zeiten der Han-Dynastie, sind in der Nachwelt noch existent. Sie werden für alle Vergehen, die sie sich zu Lebzeiten haben zu Schulden kommen lassen, zur Rechenschaft gezogen, und jede solche Anklage in der Unterwelt führt zu einer Erkrankung der lebenden Nachfahren.

Das eigene Verhalten der Lebenden ist somit völlig belanglos für die Wahrung der Gesundheit. Die Menschen lebten in einem Gefühl völliger existentieller Fremdbestimmung. Die zahlreichen Shang-zeitlichen Bronzegefäße, die den Verstorbenen mit ins Grab gegeben wurden, enthalten in ihren Aufschriften oftmals überschwengliche Lobpreisungen dessen, den die Gefäße in die Nachwelt begleiteten. Vielleicht sind diese Lobpreisungen nichts anderes als Zeugnisse gewesen, die die Richter der Unterwelt milde stimmen und den Blick auf die vormaligen Untaten der Verstorbenen verstellen sollten, nicht zuletzt auch aus einem Eigeninteresse der Überlebenden.

Die Ahnen waren nicht die einzigen Geister, die den Lebenden das Leben schwer machten. Seit der Zeit der Kämpfenden Reiche war ihnen eine Konkurrenz erwachsen in der Existenz von Dämonen, die sich nicht durch verwandtschaftliche Bindungen an einen Lebenden identifizieren liessen, sondern vor allem auf Grund einer unnatürlichen Todesart einen Groll gegen alle Lebenden hegten und diese grundsätzliche Bosheit durch die Verursachung von allerlei Schäden an den Lebenden zum Ausdruck brachten. Wie die Menschen während der Zeit der Kämpfenden Reiche schmerzlich gelernt hatten, half gegen diese Geister, wie gegen jeden Feind, nur Gewalt. Die Gegenwehr konnte durch das Bündnis mit einem hohen Geist, etwa der Sonne, des Mondes oder der Gestirne am Firmament eingeleitet werden, oder aber auch durch die Anrufung von besonders machtvollen Geistern, die wiederum darauf spezialisiert waren, niedrigerrangige Geister zu verzehren.

Die Kreativität der Menschen, Worte, Gesten, Objekte und

Substanzen zu ersinnen, die eine zunehmende Vielfalt von Vorstellungen widerspiegelten, wie die bösen Geister den Menschen Schaden bringen und wie man sich dagegen am wirksamsten wehrt, hat bis in unsere Gegenwart kaum abgenommen. Auch diese Vorstellungen sind freilich Ausweis einer Grundstimmung der existentiellen Fremdbestimmung, einer weitgehenden Abhängigkeit der Güte und der Länge des menschlichen Lebens von Kräften, derer sich jeder einzelne lebende Mensch nur mühsam und unvollkommen erwehren kann.

Auch der «Himmel» wurde als abstraktes Wesen für das menschliche Schicksal verantwortlich gemacht. Bevor der Titel *di* 帝, Gottherrscher, die Macht des Himmels säkularisierte und einem Menschen übertragen wurde, mag die Bezeichnung «Himmel» für eine Gottesvorstellung gestanden haben, die fern jeglicher Personalisierung war, wie sie das jüdisch-christliche Abendland kennt. Bei Konfuzius findet sich daher die Bemerkung: *Si sheng you ming, fu gui zai tian* 死生有命 富貴在天, «Für den Tod und das Leben gibt es ein Mandat; für Reichtum und gesellschaftlichen Rang ist der Himmel zuständig.» Der Mensch ist auch gegenüber dem «Himmel» unselbständig. Die existentielle Fremdbestimmung geht nicht nur von den Ahnen und Dämonen, sondern auch von etwas so Abstraktem wie dem «Himmel» aus.

Die vielen Maßnahmen, mit denen die Menschen der Antike die Ahnen, die Dämonen und den Himmel zu besänftigen und dem menschlichen Leben Schutz zu gewähren suchten, erschienen offenbar nicht selten hilfreich und festigten so den Glauben an diese Existenzformen. Im *Buch der Lieder*, *Shi jing* 诗经, vermutlich aus der späten Zhou-Zeit, ist die Gewißheit, daß bestimmte Formen der Kommunikation mit den Geistern ihren Zweck erfüllen, mehrfach dokumentiert. Schließlich sind die Geister eben auch nur (verblichene) Menschen, wenn auch besonders mißgünstige:

«Die Geister haben Essen und Trinken genossen und werden dafür sorgen, daß der Fürst lange lebt.»

«Wenn die Riten und Etikette den Regeln entsprechen, das Lachen und die Worte so sind, wie sie sein sollen, kommen die Geister und erwidern das mit viel Segen. 10 000 Jahre sind die Belohnung.»

Noch heute gilt in der Bewertung von unbeweisbaren Glaubensvorstellungen, die in der Therapie von Kranksein zu dem gewünschten Erfolg führen, für viele der Satz: «Wer heilt, hat Recht.» Aus genau demselben Grund fühlten sich vor mehr als zwei Jahrtausenden bis heute diejenigen im Recht, die mit ihren Beschwörungen und Exorzismen Erfolg hatten und immer noch haben. Sie berufen sich auf diese Erfolge als Beweise für die Richtigkeit ihrer Vorgehensweise und vor allem der Theorien, auf denen diese Vorgehensweisen beruhen. Das Glaubenssystem der Antike war stimmig, aber unbequem. Denn die Willkür der Mächte, die den Menschen das Leben schwer machten, war unübersehbar. Auch diese Willkür, in theologischen Kreisen unserer Zeit als «Gottes unerforschlicher Ratschluß» bezeichnet, war im Buch der Lieder dokumentiert. Die verzweifelte Klage von einem, der alles Mögliche versucht hatte, um sich Linderung zu verschaffen, ist auch heute noch sehr ausdruckskräftig: «Die Dürre ist immens, die glühende Hitze ist quälend. Ich habe nicht aufgehört, reine Opfer darzubringen … Es gibt keine Gottheit, der ich nicht geopfert hätte.» Eine Reaktion ist nicht erfolgt, und keiner vermag zu erklären, warum.

3. Die Sehnsucht nach existentieller Selbstbestimmung

Man muß sich diese Grundstimmung der Abhängigkeit irdischen Daseins von kaum kontrollierbaren Mächten intensiv vor Augen halten, um bewerten zu können, wie umwälzend die Revolution des Denkens war, die sich in der Neuschaffung einer völlig gegensätzlichen Weltanschauung im Anschluß an die Reichseinigung vollzog. Das erklärte Ziel finden wir freilich erst sehr viel später bei mehreren Autoren ausgesprochen: *Wo ming zai wo bu zai tian* 我命在我不在天, «Mein Mandat liegt in meinen Händen, nicht im Himmel!», beschieden Ge Hong, ca. 280–340, und Tao Hongjing, 456–536, und sprachen damit die Sehnsucht nach existentieller Selbstbestimmung an, die Jahrhunderte zuvor sehr viel rigider, als sie es selbst noch wahrhaben konnten, in der neuen Medizin zum Ausdruck kam.

Wie immer, wenn später in der Geschichte der Medizin eine grundlegende theoretische Neuerung eingeführt wurde, muß man sich auch bei der Betrachtung ihrer Anfänge die Fragen stellen: Warum auf diese Art, und: Warum zu jener Zeit. Wir schauen zunächst einmal auf die Eigenart der neuen Medizin.

Grundlegend für die neue Sichtweise auf den menschlichen Organismus in gesunden und kranken Zuständen war somit das Bemühen um eine Abkehr von der Übermacht der Geister, einschließlich des Himmels. Man hätte sie einfach verneinen können: Die gibt es nicht! Aber das wäre der falsche Weg gewesen. Die Geschichte auch unserer jüngsten Vergangenheit hat gezeigt: Wenn man einen unerwünschten Begriff aus dem Bewußtsein entfernen möchte, sollte man den Terminus, mit dem er Ausdruck findet, nicht vermeiden. Man sollte den Terminus beibehalten und mit einem völlig gegenteiligen Inhalt neu bestimmen. So etwa wie marxistische Denker, die mit «Freiheit» im herkömmlichen Sinn nichts anfangen konnten, den Terminus neu definierten als «Freiheit ist die Einsicht in das Notwendige» und damit in das Gegenteil verkehrten. Das Notwendige bestimmt die Partei.

Ganz ähnlich ging eine als Yin-Yang-Schule bekannte kleine Schar von Philosophen vor, die sich aus der Macht der Geister zu befreien suchten. Sie behielten den Terminus für Geist, Götter, *shen* 伸, bei und definierten ihn neu. Das geschah auf zwei verschiedene Arten. Zum einen wurden die Geister neu identifiziert, nicht länger als unsichtbare Wesen in der Umwelt des Menschen, sondern ganz konkret als die für den menschlichen Organismus lebensnotwendigen Faktoren Blut und Qi: «Blut und Qi, das sind die Geister im Menschen. Sie muß man sorgfältig nähren!» Die wörtliche Übersetzung des Schriftzeichens Qi ist «Speisedämpfe». Damit waren ursprünglich die Atemluft oder die aus dem Enddarm entweichenden Gase ebenso gemeint wie die im Körper vermuteten Ströme von Dämpfen, die wie auch das Blut alle Regionen des Organismus durchziehen und deren Stau oder Gegenlauf oder auch übermäßiger Abfluß zu Kranksein führen. In den folgenden Jahrhunderten wurde der Begriff Qi mit immer neuen Bedeutungen gefüllt, so daß keine eins-zu-eins Übersetzung in einen passenden Terminus einer europäischen Sprache möglich ist.

Eine zweite Umdeutung der Geister erwies sich als weitaus wirkungsvoller. Von nun an sollten nicht mehr die Geister Gewalt über die Menschen haben. Es war nun umgekehrt: Die Menschen haben Gewalt über die Geister. Dazu lieferte die neue Medizin die Erklärung: Im Inneren des menschlichen Organismus, festgehalten in einem oder mehreren Organen, ist ein Geist. Die chinesische Bezeichnung für diese Art Organe lautet *zang* 藏, das heißt: Langzeitspeicher. Das sind Speicher, in denen die wichtigen Dinge für gewöhnlich längere Zeit aufbewahrt werden. Es gibt noch eine zweite Art von Organen im Körper, das sind die *fu* 府, Kurzzeitspeicher. In diesen ist kein Geist gefangen. Sie nehmen Dinge heute auf und geben sie spätestens morgen wieder ab. Der Geist bleibt im Körper fest gebunden, so lange die Qi-Ressourcen des betreffenden Speichers ausreichen, um ihn zu umschließen. Jeder Langzeitspeicher hat ein natürliches, gesundes Maß an Qi-Ressourcen. Werden diese unachtsam übermäßig beansprucht, dann kann der Geist nicht mehr festgehalten werden. Er macht sich selbständig mit allen möglichen negativen Folgen für den Menschen.

Der Mensch hat es also in seiner Gewalt, ob er den Geist kontrolliert oder ob er sich ihm ausliefert. Die Kontrolle erfolgt über die Emotionen. Ein undisziplinierter Umgang mit den eigenen Emotionen verbraucht rasch die Ressourcen des Langzeitspeichers, aus dem eine Emotion genährt wird. Emotionen sind somit der eigentliche, interne Urgrund für die Erschöpfung der organischen Ressourcen, für die Freisetzung der Geister, für die Möglichkeit äußerer Pathogene, sich im Körper einzunisten, und somit für alles Kranksein schlechthin. Wenn manche Ostasiaten den Eindruck vermitteln, ihre Emotionen besser unterdrücken zu können, als dies bei Europäern üblich ist, dann ist das immer noch der Nachhall der antiken chinesischen Theorie von der tiefsten Ursache der Krankheiten. Zwei Jahrtausende lang, bis zum Eintreffen der europäischen Medizin, war diese Theorie zumindest in der formal gebildeten Oberschicht kulturbestimmend.

Die Theorie der Verortung der Geister in den Organen ist nicht nur wegen der Umkehrung der Machtverhältnisse zwischen Mensch und Geistern so interessant und für das Verständnis der antiken chinesischen Medizin so wichtig. Sie zeigt auch die traumatischen Nachwirkungen des Jeder-gegen-Jeden in den vergangenen Jahrhunderten auf. Die Ressourcen der Langzeitspeicher können «gefüllt», *shi* 实, sein, oder sie sind «leer», *xu* 虚. Doch «Fülle» ist hier nicht der natürliche Normalzustand; der trug eine andere Bezeichnung. Eine Leere entsteht, wenn die Ressourcen verschwendet werden. Der betroffene Langzeitspeicher vermag dann nicht mehr, seine vielfältigen Funktionen auszuüben. So hängt z. B. das Augenlicht von den Ressourcen in der Leber ab. Aber die Leere birgt noch ein weitaus gefährlicheres Risiko. Wie die Erinnerung an die Zeit der Kämpfenden Reiche es nahelegte, ist eine Leere eines Langzeitspeichers im menschlichen Organismus vergleichbar einer Bresche in den Mauern einer Stadt oder eine Schwächung der Verteidigung eines Staates. Der Nachbar oder ein fremder Staat, der davon erfährt, wird sofort in diese Bresche eindringen und sich dort niederlassen, wo er ursprünglich nichts zu suchen hatte. Das ist dann die «Fülle».

Die Welt ist in zwei Kategorien aufgeteilt: Das Ordentliche, Orthodoxe, Richtige, *zheng* 正, einerseits und das Übel, Unordentliche, Heterodoxe, Abweichende, *xie* 邪, andererseits. Zwischenstufen gibt es nicht. Der Wind, die Kälte, die Feuchtigkeit und andere Naturerscheinungen mehr sind grundsätzlich ordentlich. Ohne Feuchtigkeit würden die Felder keine Früchte hervorbringen und ohne Wind würde die feuchte Erde nicht wieder trocken. Aber wenn Wind und Feuchtigkeit eine «Leere» eines Organs nutzen, um in den menschlichen Körper zu gelangen und dort allerlei pathologische Vorgänge auszulösen, dann wird aus dem bis dahin «Ordentlichen» ein «Übel», und dieses Übel gilt es wieder auszutreiben.

Die neue Medizin verspricht beides: den Menschen die Verhaltensweisen aufzuzeigen, die garantiert den gesunden Normalzustand aufrechterhalten und auch im Stande sind, eine beginnende Leere oder auch eine Fülle wieder in den Normalzustand zurückzuführen. Auch in der Gesellschaft gibt es nur zwei Kategorien von Verhaltensweisen, die ordentliche, richtige, und die üble, unordentliche, abweichende. Gut und Böse sind keine Kategorien, in die die Dinge, einschließlich der Menschen, einzuteilen sind. Wer an seinem Ort bleibt und dort das tut, was von ihm erwartet wird, der ist «ordentlich». Wer seinen ihm zugewiesenen Ort verläßt und dorthin eindringt, wo er nicht hingehört, der wandelt sich in ein «Übel». Im Körper ist die Anwesenheit von «Übel» die Krankheit.

4. Zitate aus dem medizinischen Klassiker

Einige Aussagen in dem ältesten bekannten Text, den «Reinen Fragen des Inneren Klassikers des Gelben Gottherrschers», *Huang Di nei jing su wen*, seien hier zitiert. Sie veranschaulichen die neue Sicht auf die gesunden und kranken Zustände des Körpers, sowie auf die Bewahrung ersterer und Therapie letzterer, in der Ausdrucksweise der antiken Autoren selbst. Das *Huang Di nei jing su wen* wurde im ersten oder zweiten Jahrhundert n. Chr. von uns unbekannten Kompilatoren aus zahlreichen Texten und Textteilen, die seit dem zweiten Jahrhundert v. Chr. von ebenfalls heute unbekannten Autoren niedergeschrieben worden waren, zusammengestellt. Der oder die Kompilator(en) dokumentierten damit eine Vielzahl von gelegentlich auch widersprüchlichen Aussagen, die offenbar alle von der neuen Sichtweise auf den Körper angeregt waren. In großen Teilen konstruierten die Kompilatoren den Text als einen Dialog zwischen dem Gelben Gottherrscher und einem historisch zuvor nicht belegten Gesprächspartner namens Qi Bo.

Diese Struktur wirft Fragen auf. Huang Di, der Gelbe Gottherrscher, wird als der Fragende, als der Wissen Suchende dargestellt. Qi Bo ist der Belehrende, der Wissende. Der Dialog nimmt zuweilen die Form einer recht groben Zurechtweisung des Unwissenden durch den Wissenden an. Wer mag auf diese Idee gekommen sein, den Gelben Gottherrscher, eine der mythisch herausragenden Identifikationsfiguren der chinesischen Kultur, so respektlos einem nobody gegenüber zu stellen?

Der Name Qi Bo mag ein fernes Echo des Namens des Hippo[krates] sein, dem damals möglicherweise bereits über die Grenzen des östlichen Mittelmeerraums und Vorderasiens hinaus legendären Begründer der antiken griechischen Medizin. Vielleicht war sein Ruhm bis nach Ostasien gelangt und hatte die Kompilatoren des *Huang Di nei jing su wen* zu diesem merkwürdigen Dialog inspiriert. Es fällt weiter auf, daß die Verfasser in der Neuformung und Verknüpfung der vielen ursprünglichen Einzeltexte oftmals programmatische Aussagen an den Anfang oder an das Ende der Kapitel angefügt haben, die über den Bereich rein medizinischer Thematik hinaus Gültigkeit besitzen. Hier finden sich zumeist die Bezüge zwischen spezifisch heilkundlichen Konzepten und dem übergeordneten gesellschaftspolitischen Rahmen.

«Übel sammelt sich nur dort, wo das [rechte] Qi geleert ist»[2] ist ein eindeutiger Hinweis auf die Pflicht eines jeden, das natürliche Maß an Qi-Ressourcen zu bewahren.

> «Wenn Essenz und Geist intern bewahrt werden, von wo könnte eine Krankheit entstehen?»

Die Vorstellung von einer «Essenz» im Körper war der Versuch, von der terminologischen Nähe des Ausdrucks «Geist» (*shen* 神) zu den vormaligen Vorstellungen von den Ahnen und Dämonen abzurücken und als Lebensgrundlage ein feinstmaterielles Substrat, eine «Essenz» (*jing* 精), im Körper zu postulieren. «Essenz» und «Geist» sind häufig in einem Doppelterminus zusammengefaßt oder werden einzeln und austauschbar verwendet. Man könnte statt von «Essenz und Geist» auch von einem «Essenz-Geist» sprechen. Der Autor des Zitats jedenfalls war überzeugt: Essenz und Geist oder der Essenz-Geist unterliegen der Kontrolle eines jeden Individuums; es liegt an dem Verhalten eines jeden Menschen, ob der Geist sich dieser Kontrolle entziehen kann. Wie sich das Individuum zu verhalten hat, das ist in dem *Huang Di nei jing su wen* mehrfach deutlich ausgeführt:

> «Folgsamkeit führt zu Anpassung. Wo keine [Folgsamkeit ist], da entsteht Zuwiderhandeln. Zuwiderhandeln führt zu Wandel. Wandel führt zu Krankheit.»

Es bleibt zu fragen, welchen Vorgaben, welchen Normen oder gar Gesetzen die hier angemahnte Folgsamkeit geschuldet ist. Das neue Denken in der Medizin ließ auch hier keine Zweifel. Der Himmel ist nun lediglich das, was als «Große Leere» über der Erde liegt. Der Mensch steht auf dieser Erde und unter dem Himmel. Eine geistige Kraft, des Menschen Schicksal zu bestimmen, wird diesem Himmel nicht mehr zugesprochen. Himmel und Erde sind nicht mehr und nicht weniger als die natürlichen Quellen der Qi-Ressourcen, die die Natur dem menschlichen Organismus zum Leben zur Verfügung stellt. Nicht die unerforschliche Willkür des Himmels als abstraktes göttliches Wesen bestimmt das Werden, Reifen und Vergehen der Menschen, sondern der Gang der Natur, wie er am sichtbarsten im Ablauf der Jahreszeiten zum Ausdruck gelangt:

> «Überwölbt vom Himmel und gestützt von der Erde kommen die 10 000 Dinge zur Existenz. Nichts ist edler als der Mensch. Der Mensch erhält sein Leben aus dem Qi von Himmel und Erde. Er kommt zur Reife durch die Gesetze der vier Jahreszeiten.»

Auffallend ist zunächst die dem Menschen zugeschriebene herausragende Position. Der Mensch wird hier als das edelste aller Wesen bezeichnet – wie könnte er da Spielball der Willkür irgendwelcher numinoser Mächte sein? Zentral in diesem Zitat ist freilich der Begriff «Gesetz», *fa* 法. Auch er erhielt nun eine zusätzliche Sinngebung. Strafgesetz, Modell, Vorbild, Methode – viele Bedeutungen treffen in diesem Terminus zusammen, aber nirgendwo belegt war die Bedeutung «Naturgesetz». Das war neu. Die Natur folgt auf ihrem Weg, *dao* 道, einer Gesetzmäßigkeit und ist damit auch Vorbild für den Menschen. Er muß sich dieser säkularen Gesetzmäßigkeit einordnen, dann wird es ihm gut ergehen:

> «Wenn man sorgfältig dem WEG folgt und den Gesetzen (*fa* 法) entspricht, dann wird das himmlische Mandat lange andauern.»

Nicht der Himmel gibt oder nimmt das Mandat, das für den Menschen Tod oder Leben bedeutet. Der Mensch selbst hat es in der Hand, wie lange er leben wird und wie gut sein Leben sein wird. Als Ge Hong (ca. 280–ca. 340) und Tao Hongjing (456–536) die Losung niederschrieben «Mein Mandat liegt in meinen Händen, nicht im Himmel!», da war die Macht des Numinosen für eine Gruppe chinesischer Naturbeobachter längst gebrochen. Das Bemühen des Ge Hong, mittels Alchemie eine Formel für das ewige Leben zu finden, erwuchs aus dem Bewußtsein der menschlichen Handlungsfähigkeit. So ernst war es den Verfassern einer Passage im *Huang Di nei jing su wen* mit ihrem Glauben an die allumfassende Bedeutung der Gesetze, daß sie die Formel «oben und unten das gleiche Gesetz» ohne Rücksicht auf den Zusammenhang in den Text einfügten und in kurzen Abständen mehrfach stakkatoartig wiederholten.

Die Strafen der Ahnen oder Geister, die die Menschen auf Grund ihrer Willkürlichkeit in Furcht und Schrecken hielten, wurden in der neuen Denkweise durch die Strafen ersetzt, die automatisch – und das ist der Unterschied – immer dann verhängt werden, wenn die Gesetze der Natur verletzt werden.

> «Geringfügigem wird milde Vergeltung zuteil. Ernstlichem wird ernstliche Vergeltung zuteil. Das ist die Regelhaftigkeit von Qi.»

Von Qi, wohlgemerkt, von etwas rein Materiellem, nicht von Ahnen oder Dämonen.

5. Die Normalität der Gewalt

Mit der Behauptung, daß hinter den erkennbaren Regelmäßig-
keiten im Ablauf der Natur ein unsichtbares Gesetz stehe, war
in China, wie nur wenige Jahrhunderte zuvor auch im östlichen
Mittelmeerraum, der Grundstein für die Entwicklung einer rein
säkularen Naturwissenschaft gelegt. Anders als in der griechischen Antike, wo sich langfristig die analytische Frage nach den
Bausteinen der Dinge und des Lebens durchsetzte, ging China –
ungeachtet anfänglich ähnlicher Suche nach eben diesen letzten
Bausteinen – einen anderen Weg. Die relationistische Welterklärung, die in der europäischen Antike nur ansatzweise entwickelt
worden und dann zu Gunsten der analytischen Naturwissenschaft weitgehend in Vergessenheit geraten war, errang in China
den Vorrang und blieb in den Theorien von Yin-Yang und den
Fünf Phasen allen Seins über zwei Jahrtausende kulturbestimmend.

Die relationistische Welterklärung geht davon aus, daß alle
Phänomene, greifbar oder nicht, einer begrenzten Zahl von Kategorien zugeordnet werden können. In der Yin-Yang-Lehre
sind dies zwei, vier, sechs oder zwölf; in der Fünf-Phasen-Lehre
sind es fünf. Die Phänomene, die jeweils in einer der Kategorien
zusammengefaßt sind, sind wesensverwandt. In ihren Beziehungen zu anderen Phänomenen außerhalb ihrer eigenen Kategorie
folgen sie bestimmten Gesetzmäßigkeiten in den Beziehungen
zwischen den zwei, vier, sechs, zwölf, beziehungsweise fünf Kategorien als solchen. Kennt der Mensch die Gemeinsamkeiten
der Phänomene innerhalb einer Kategorie und die Beziehungen
der Kategorien untereinander, dann wird ihm alles Werden,
Wachsen, Reifen und Vergehen verständlich und er kann sein
Leben danach ausrichten.

Diese Theorien lassen erneut das lange während Trauma
der Zeit der Kämpfenden Reiche deutlich werden. Sowohl die
Yin-Yang- als auch die Fünf-Phasen-Lehre spiegeln eine Weltanschauung von der Normalität der Gewalt, des Vernichtens,
der Vorherrschaft und der Vergeltung, der Rache wider. Das
war die Grunderfahrung der kriegerischen Vergangenheit; sie

wurde durch die Natur bestätigt. Jeden Tag vernichtete die Dunkelheit die Helligkeit. Kaum hatte die Dunkelheit die Vorherrschaft gewonnen, wurde sie bereits wieder von der Rache der Helligkeit erfaßt und vernichtet. Der Jahresablauf, die Abfolge der Dynastien – wo man hinschaute, war die Gewalt Normalität. Indem die Intellektuellen ihre Beobachtungen von Gesellschaft und Natur in den Yin-Yang- und Fünf-Phasen-Lehren formulierten, erkannten sie die Normalität andauernder Gewalt an:

> «Wenn die Qi einander überwinden, dann ist das Harmonie. Wenn keine gegenseitige Überwindung erfolgt, dann ist das Krankheit.»

Sie ermöglichten gleichzeitig den Menschen die Kenntnisse, derer es bedarf, in dieser Normalität zu überleben:

> «Überwindung und Vergeltung deutlich vor Augen zu haben, das ist das Modell für die ganze Menschheit. Damit ist der WEG des Himmels vollständig aufgezeigt.»

Die Kehrseite der neuen Sicht auf das menschliche Leben, der Preis, den die existentielle Selbstbestimmung erforderte, war groß. Der leidende Mensch hatte nun niemanden mehr, den er für sein Leiden verantwortlich machen konnte, außer sich selbst. Die Eiseskälte, die von der legistischen ebenso wie von der konfuzianischen Soziallehre und später auch von dem aus Indien übernommenen Buddhismus ausging, da sie die Alleinverantwortlichkeit des Individuums ansprachen, markiert auch die antike chinesische Medizin. Die Regeln für das Überleben, die Richtschnur, der es sich anzupassen gilt, sind allen bekannt. Wer sich anpaßt, der überlebt. Wer zuwiderhandelt, den trifft die Strafe. So ist es nicht verwunderlich, daß auch der Körper, dessen Erhaltung die Aufmerksamkeit der Medizin zuallererst dienen sollte, in das neue Denken einbezogen und als regierbarer Organismus strukturiert wurde.

6. Die Mawangdui-Texte

Der Darstellung des Ursprungs und der frühen Geschichte der
chinesischen Medizin kamen seit den frühen 1970er Jahren
zahlreiche archäologische Funde zu Hilfe. Die sogenannten
Mawangdui-Manuskripte aus einem Grab in der Nähe von
Changsha, der Provinzhauptstadt von Hunan, waren die ersten
leicht auf den Beginn des 2. Jahrhunderts v. Chr. datierbaren
Zeugnisse, die den Zustand chinesischer Heilkunde vor der Er-
schaffung einer Medizin als neuartiger Heilkunde, die sich allein auf säkulare Naturgesetze beruft, widerspiegelten. An anderen, auch weit entfernt von Mawangdui gelegenen Orten
wurden ähnliche Texte in Grabanlagen aus der Zeit um
200 v. Chr. gefunden. Sie alle bieten einen Einblick in die theoretische und praktische Heilkunde der Schriftkundigen jener Zeit.
Sie enthalten keine Hinweise auf die Yin-Yang- und Fünf-Phasen-Lehren der neuen Medizin ein Jahrhundert später. Yin und
Yang sind noch lediglich Kennzeichnungen für Gegensatzpaare.
Auch die Akupunktur ist noch nicht dokumentiert.

Krankheiten werden den Geistern als Verursachern angela-
stet; Verletzungen können durch Tiere oder Unfall entstehen.
Aus der Theorie ergab sich die Notwendigkeit, Dämonen auszutreiben, mit verbalen Exorzismen ebenso wie mit Gestik und
der Gabe von Arzneimitteln. Gymnastische Atemübungen waren sogar illustriert. Sexuelle Praktiken zur Gesundheitspflege
wurden ebenso beschrieben wie die Kriterien, heilbare von un-
heilbaren Patienten zu unterscheiden. Wie überall in der Antike
war es nicht ratsam für einen Arzt, sich letzteren zu widmen.
Die Gewißheit, daß einer inkompetent sein muß, der einen Patienten therapiert, der an seiner Krankheit stirbt, führte zu entsprechenden Sanktionen und bescherte der Prognostik, also der
Vorausschau auf die Entwicklung einer Krankheit, ein hohes
Maß an Aufmerksamkeit.

Für den Vergleich der Mawangdui-Heilkunde mit der nur
wenig später entwickelten Medizin sind verschiedene Facetten
bedeutsam. Zum einen die Abwesenheit der Vorstellung einer
Naturgesetzlichkeit, der der Mensch sich anpassen muß, wenn

er denn gesund bleiben möchte. Zum zweiten die überaus eindrucksvolle Arzneikunde. Mehr als zweihundert Rezeptvorschriften mit ebenso vielen pharmazeutisch genutzten Natursubstanzen oder Dingen des täglichen Lebens sind für zahlreiche Indikationen innerer und äußerer Erkrankungen des Menschen empfohlen. Die Natursubstanzen wurden mit einer offenbar bereits sehr ausgefeilten pharmazeutischen Technologie zu Rohdrogen aufbereitet und schließlich in verschiedene Darreichungsformen, wie Pillen oder Aufkochungen, weiterverarbeitet, die offenbar unterschiedlichen therapeutischen Zielen angepaßt waren. Diese reichhaltige Pharmazie tritt dem heutigen Betrachter in einer Phase höchster Entwicklung entgegen; für eine allmähliche Vorentwicklung gibt es keine früheren Quellen.

Zum anderen sind die Vorstellungen vom Aufbau des menschlichen Körpers und von den Leidensanzeichen wichtig, um den Unterschied zu den nur ein Jahrhundert später dokumentierten Ansichten chinesischer Autoren zu verdeutlichen. Im Körper vermuteten die vormedizinischen Beobachter insgesamt elf einzelne, nicht miteinander verknüpfte Gefäße, deren Inhalte, die Dämpfe und das Blut, durch Reizungen in Wallung kommen konnten. Diese Wallungen ließen sich an verschiedenen Stellen des Körpers mit den Fingern ertasten – das waren die Anfänge der Pulsdiagnose, die später in der Medizin einen wichtigen diagnostischen Ansatz bildete. Die Gefäße haben einen Anfang und ein Ende. Sie ziehen sich durch die Gliedmaßen, den Körper und den Kopf. Ihre Wallungen führen zu allerlei Beschwerden an den Orten, die von den Gefäßen berührt werden. Außerdem beschrieben die Mawangdui-Texte drei körperinnere Organe, ohne einen Bezug zu den elf isolierten Gefäßen herzustellen.

7. Körperaufbau, Physiologie und Pathologie der neuen Medizin

Den Schöpfern der neuen Medizin war sicherlich bewußt, wie es in einem menschlichen oder zumindest tierischen Körper ausschaut, wenn man ohne medizinische Vorkenntnisse hinsieht.

Sie aber sahen mehr, als der unvoreingenommene Betrachter erkennt. Sie sahen im menschlichen Organismus eine Widerspiegelung der Gesellschaft, in der sie lebten. Die einzelnen Organe waren einer bürokratisch-administrativen Hierarchie eingeordnet. Deren Repräsentanten trugen dieselben Amtsbezeichnungen wie ihre Entsprechungen im staatlichen Organismus: vom Herrscher bis zu den Beamten, die für das Transportwesen, die Speicher oder auch die Zensur zuständig waren, fand sich alles im menschlichen Körper. Es entstanden zeitgleich mehrere Bilder. Sie alle vermittelten ein und dieselbe Botschaft: der menschliche Körper besitzt dieselbe Grundstruktur wie das geeinte Reich. Fünf ehemals voneinander unabhängige «Verwaltungszentren», Lunge, Herz, Milz, Leber und Niere, sind durch ein komplexes System an Transportwegen miteinander verknüpft und bilden ein integriertes Ganzes. Sie beschrieben die Gouverneure, die in jedem «Verwaltungszentrum» die Macht haben, und sie sahen auch die Untertanen, die von diesen Herrschern regiert werden: das Blut von dem Herz, das im Palast Dünndarm residiert; die Knochen und Sehnen von den Nieren, die im Palast Blase residieren, u. s. w. Man darf davon ausgehen, daß die Autoren, deren antike Formulierungen wir heute noch nachlesen können, davon überzeugt waren, daß jedes dieser «Verwaltungszentren» eine Schwäche seiner Nachbarn ausnützt und sogleich eine Invasion einleitet. Die Terminologie spiegelt diese Übertragung jahrhundertelanger Erfahrungen auf die Vorgänge im Organismus jedenfalls wider.

Da offenbar alle Autoren, die zu dem neuen Bild des Körpers beitrugen, von der Richtigkeit der Theorie von Yin und Yang überzeugt waren, sahen sie auch im Körperinneren und Körperäußeren alles zweifach: einmal Yin und einmal Yang. Die zwei Kategorien der Speicherorgane, Langzeitspeicher und Kurzzeitspeicher, bildeten nur eine der Paarungen, die so aufgezeigt wurden. Der menschliche Organismus besitzt, wie der staatliche auch, Abwehrkräfte. Die Yin-Yang-Lehre verhieß die Gewißheit, daß es Yin-Abwehrkräfte und Yang-Abwehrkräfte geben müsse. Erstere waren, der Kategorie Yin gemäß, statisch; für sie wählten die Beobachter den Terminus *ying* 营, das sind «unbewegliche Truppenlager». Letztere waren, gemäß der Kategorie Yang, beweglich. Für sie fand die Bezeichnung *wei* 卫, «mobile Wächter», Eingang in die medizinische Terminologie. Auf dem Rücken, der Yang-Oberfläche des Körpers, und auf der Brust- und Bauchseite, der Yin-Oberfläche des Körpers, so erkannten die Beobachter innerhalb kürzester Frist, weist der menschliche Körper jeweils einen von oben nach unten gezogenen, schnurgeraden Leitungskanal auf. Der Yang-Kanal auf dem Rücken war folglich die Kontrolleur-Leitbahn, benannt nach dem – mobilen – Beamten, der von Ort zu Ort zieht, um seine Kontrollen auszuüben. Der Yin-Kanal auf der Bauchseite, das war die Aufseher-Leitbahn, benannt nach dem – statischen – Beamten, der in seinem Büro sitzt und von dort die Aufsicht ausübt.

Das Körperinnere war erfüllt von «Kettfäden» – *jing* 经. Sie bildeten ein Kreislaufsystem – je eines auf der linken, der Yang-Seite, und auf der rechten, der Yin-Seite des Körpers. Die «Kettfäden» waren freilich keine Fäden, sondern Leitbahnen, in denen Blut und Qi-Dämpfe strömten. Diese Leitbahnen waren für den menschlichen Organismus so wichtig wie Kettfäden für ein Gewebe – daher die Bezeichnung. Reißt ein Kettfaden, dann zerfällt das Gewebe. Die Leitbahnen im Organismus hatten die Funktion des neuen Verkehrswegenetzes im geeinten Reich. Sie verknüpften die ehemals voneinander isolierten Verwaltungszentren. Ihre Inhalte flossen einmal in die eine und dann in die andere Richtung. Die Experten sahen auch Ströme, die sich innerhalb ein und derselben Röhre gegenseitig begegneten – wie auf einer vielbefahrenen Straße. Auf verschiedenen Streckenabschnitten waren die jeweils erkannten Proportionen von Blut und Qi recht unterschiedlich. Da kamen auch gelegentlich Stauungen zustande und verursachten Schmerz.

Der Verkehr auf den Leitbahnen im Körperinneren war zudem witterungsabhängig. Im Sommer galten andere Regeln als im Winter. Tagsüber flossen die Ströme anders als während der Nacht. Der Mensch war gezwungen, die Verkehrsregeln in Betracht zu ziehen, um die unterschiedlichen physiologischen und pathologischen Situationen seines Körpers in allen Jahres- und

Tageszeiten für sein Wohlbefinden zu nutzen. Wo der Transport gegenläufig oder gestaut oder gar durch Fremdeindringlinge massiv gestört war, da half vor allem der Nadelstich, um die Eindringlinge zu entfernen, Qi-Ressourcen nachzufüllen, Überfülle abzuleiten oder eben auch einen Stau aufzulösen. Gelegentlich halfen auch das Abbrennen von Kräuterkegeln oder gymnastische Atemübungen oder auch die Verabreichung von Speisen bestimmter Qualitäten, denen man eine Wirkkraft im Körper zutraute.

Zwar verhieß die neue Medizin einen Lebensstil, der bei ernsthafter Befolgung jegliches Erkranken ausschloß, so daß die Aufnahme der so eindrucksvoll entwickelten Arzneikunde in den neuen medizinischen Kanon gar nicht erforderlich war, aber das *Huang Di nei jing su wen* nennt doch zahlreiche mehr oder minder unangenehme Unpäßlichkeiten, vom Durchfall über die Zivilisationskrankheit Rückenschmerzen bis hin zur Malaria, vom Wahnsinn über eine «Vorsteherkrankheit» mit Schwierigkeiten beim Harnlassen bis hin zum gewöhnlichen Husten, für die sich die Anhänger der neuen Medizin gute Ratschläge erhofften. Diese wurden wortreich erteilt – allesamt auf die Nadel-, Brenn- und diätetischen Therapieansätze verweisend – die Pharmazie blieb fast vollständig ausgeschlossen. Sie war, so würde es wohl in heutiger Terminologie bezeichnet, *politically incorrect* – wie noch auszuführen sein wird.

Die einzelnen Organe waren durchaus auch im strengen morphologischen Sinn identifiziert. In einem der antiken Texte, dem *Klassiker der Fragen*, *Nan jing*, sind Lunge, Herz, Milz, Leber, Nieren, Dickdarm, Dünndarm, Harnblase, Gallenblase und der Magen detailliert beschrieben, mit Fassungsvermögen, Gewicht und Öffnungen. Allein die Bezeichnung für das Herz ist in den Texten nicht immer eindeutig; derselbe Terminus wird auch für die Bezeichnung des Magens verwendet. Die Funktionen der Organe im Inneren erfassen stets auch ein Organ im Körperäußeren. Die Leber, zum Beispiel, ist für die Funktionen auch der Augen verantwortlich. Augenleiden, die nicht durch äußere Einwirkung verursacht sind, lassen sich daher auf Leberleiden zurückführen und folglich internistisch behandeln.

Moderne Konzepte von einer dem Auge verborgenen «Krankheit» im Inneren, die zu charakteristischen, vom Patienten oder Arzt wahrnehmbaren Symptomen im Körperäußeren führen, finden sich in den antiken Medizintexten ebenso wie differenzierte Therapieanweisungen, in manchen Fällen zuerst die «Wurzel», also die Krankheit, zu behandeln und dann erst die «Zweige», also die Anzeichen, zu lindern. Mehrere Krankheiten können unabhängig voneinander an verschiedenen Orten des Körpers entstehen und so das Gesamtbild sehr kompliziert erscheinen lassen.

Aus heutiger Sicht schwierig zu bestimmen ist die Herkunft eines Konzepts, das möglicherweise ursprünglich einmal – so wie die Vorstellung von einem *calor innatus*, einer angeborenen Wärme, in der antiken europäischen Medizin – die verschiedenen Temperaturen lebender Organismen aufgegriffen haben mag. In den antiken chinesischen Texten ist die Sprache von «Drei Brennern», *san jiao* 三焦. Wo immer dieses Konzept auch seinen Ursprung haben mag, in China sicherlich nicht. Es taucht als Fremdkörper auf, wird rasch und über die Jahrhunderte mit immer neuen Bedeutungen belegt – aber sein ursprünglicher Sinn bleibt dunkel. Die wechselnde Körperwärme wird in den antiken Texten gar nicht thematisiert.

Bemerkenswert ist auch, daß im Körper zwar Blut und Dämpfe, letztere sind die sogenannten Qi, als lebenswichtig identifiziert wurden, den Qi jedoch eine weitaus größere Bedeutung in Physiologie und Pathologie und somit auch in der Behandlung zugemessen wurde. Das mit der neuen Medizin eingeführte neue Behandlungsverfahren der Akupunktur, für dessen Existenz in China es vor dem 2./1. Jahrhundert v. Chr. keine ernstzunehmenden literarischen oder archäologischen Beweise gibt, wurde zunächst vornehmlich zum Aderlaß verwendet. Überschüssiges Blut wurde durch die Öffnung der Gefäße mit spitzen Steinen und Stiften aus dem Organismus entfernt und damit auch pathogene Faktoren, die man im Blut verortete. Doch die Bemühungen, mittels Einstich oder auch Wärmeapplikation die Qi-Dämpfe zu beeinflussen, sind bereits deutlich erkennbar. Erst gegen Ende der Kaiserzeit, etwa im 17. Jahrhundert, wurde die Akupunktur in ein weitgehend unblutiges Verfahren umgewandelt – eine Entwicklung, die dennoch die Abkehr der chinesischen oberen Gesellschaftsschicht von dieser invasiven Therapieform nicht verhindern konnte. Die sanftere Schub- und Zug-Massage ist seit dem Ende des 16. Jahrhunderts schriftlich belegt und trat in der Oberschicht das Erbe der Nadeltherapie an.

In der Erläuterung der gesunden und der krankhaften Lebensvorgänge und in der Deutung der Umweltfaktoren, die den Organismus gesund halten oder erkranken lassen, spielt das Blut keine Rolle. Hier steht allein das Qi im Vordergrund. Jedes einzelne Organ besitzt ein ursprüngliches, gesundes Maß an Qi. Zugleich zirkulieren verschiedene Qi der Organe und vor allem des Magens in den beiden Leitbahngefäßsystemen der linken und der rechten Körperhälfte. An verschiedenen Körperstellen ist der Fluß der Qi abtastbar; der Autor des *Nan jing* legte sich als erster dahingehend fest, daß alle Qi-Flüsse im Organismus sich in den Handgelenken treffen und dort gefühlt und für die Diagnose untersucht werden können.

Eine Erörterung, wo nun genau das Blut und wo die Qi fließen, oder gar die Einigung der Autoren auf eine Schulmeinung zu dieser Thematik fanden nicht statt. Manche Autoren sahen Blut und Dämpfe gemeinsam oder getrennt in denselben Leitbahnen strömen, andere schlugen getrennte Leitungswege für das Blut und die Dämpfe vor – die Einzelheiten waren nicht von Interesse und wurden daher auch nicht erörtert. Zumindest ein Autor hinterfragte die Tatsache, daß Organe wie das Gehirn weder in der vier-sechs-zwölf-Zählung der Organe nach der Yin-Yang-Lehre noch in der pentischen Zählung nach der Fünf-Phasen-Lehre in das Denkgebäude der neuen Medizin eingebunden waren. Die Geschlossenheit der Kategorisierungsschemata Yin-Yang und Fünf Phasen ließ für solche zusätzlichen Organe keinen Platz.

Die Macht der in den Yin-Yang- und Fünf-Phasen-Lehren akzeptierten Zahlen bestimmte nicht nur die Auswahl der theoriewürdigen Organe. Sie bestimmte auch die Einordnung der Krankheiten. Daß Husten aus der Lunge kommt und mit einer Erkältung zusammenhängt, war offenbar gängige ältere Meinung. Mit der Annahme der Fünf-Phasen-Lehre war die einseitige Verantwortung nur eines Organs für den Husten nicht mehr sinnvoll. Die Aufgabe für die medizinischen Theoretiker lag folglich darin, in der neuen Medizin ein Modell aufzuzeigen, das die Lunge als Ausgangspunkt und die Erkältung als primäre Ursache weiterhin akzeptierte, aber auch die übrigen vier Langzeitspeicher-Organe miteinbezog.

Demnach ist der Mensch im Lauf der fünf Jahreszeiten Frühling, Sommer, Spätsommer, Herbst und Winter immer wieder der Kälte ausgesetzt. Ist der Körper für das Eindringen auf Grund innerer Ursachen offen, dann dringt die Kälte im Frühling in die Leber, im Sommer in das Herz, im Spätsommer in die Milz, im Herbst in die Lunge und im Winter in die Nieren ein. Aus Leber, Herz, Milz und Nieren besteht ein direkter Kanal in die Lunge. Die Kälte kann über diese Verbindungen aus den vier übrigen Langzeitspeicher-Organen in die Lunge fließen. Dort bleibt sie wirkungslos, es sei denn, die betreffende Person hat etwas Kaltes getrunken oder gegessen. Die so aufgenommene Kälte gelangt folglich zunächst in den Magen, von wo aus ebenfalls eine direkte Verbindung zu der Lunge existiert.

Wenn nun Kälte zugleich aus einem anderen Langzeitspeicher-Organ in die Lunge fließt oder im Herbst von außen direkt in die Lunge eingeströmt ist und dort auf einen zweiten Kältestrom trifft, der aus dem Magen kommt, dann bewirkt der Zusammenprall dieser beiden Kälteströme einen Husten, der folglich aus der Lunge kommt. Ganz ähnlich konnte es auch, wie im Kapitel 35 des *Su wen* ausgeführt, nicht nur eine Wechselfieber-Krankheit geben – jedes Organ, Kurzzeit- und Langzeitspeicher-Organe, hatte eine eigene Variante des Wechselfiebers, d. h., wie die detaillierten Symptombeschreibungen nahelegen, der Malaria.

Den intellektuellen Höhepunkt der Anwendung der Lehren von Yin-Yang und den Fünf Phasen auf des Menschen Physiologie und Pathologie bildeten freilich die Theorien von den «Fünf Umläufen und Sechs Qi», *wu yun liu qi* 五运六气. Aller

Theoretisierung zu Grunde lag das kulturelle Ziel, eine allen
Phänomenen des Universums innewohnende Gesetzmäßigkeit
aufzuzeigen. Zwar war der Ablauf der Jahreszeiten in China
recht stabil und auch die Tageszeiten oder z. B. die Tiden des
Meeres konnten als immer wiederkehrende Bestätigung der allumfassenden Regelmäßigkeit des Werdens, Reifens, Seins und
Vergehens in der Natur im Sinne der Yin-Yang- und Fünf-Phasen-Lehren angesehen werden. Doch das Wetter an sich, die
Schwankungen im Klima, die unvorhergesehenen Katastrophen
von Dürre und Überschwemmung bildeten eine ernste Heraus-
forderung für die Überzeugung von einer ewigen und vor allem
berechenbaren Gesetzmäßigkeit.

Die Theorie von den Fünf Umläufen und Sechs Qi schuf hier
Abhilfe. Mit äußerst komplizierten Berechnungen auf der
Grundlage eines gänzlich neuen Verständnisses der Beziehungen unter den Fünf Phasen erschien es nun möglich, auf bis zu
60 Jahre im Voraus Tag für Tag das zu erwartende Klima zu
bestimmen. Das Ziel dieser Voraussagen war somit ein zweifa-
ches. Zum einen der – implizite – Beweis, daß alles einer Regel
unterliegt, zum anderen die – explizite – Vermittlung von Wissen, das der Anpassung an die vorhersehbaren Wechselfälle des
Klimas und somit der Sehnsucht nach einer Selbstbestimmung
der eigenen Gesundheit dient.

8. Die mangelnde Überzeugungskraft
der neuen Medizin

In Kapitel 13 der «Reinen Fragen im Internen Klassiker des Gelben Gottherrschers», *Huang Di nei jing su wen*, erklärte ein
Autor: «Löst Euch vom Alten und geht zu auf das Neue. Das
macht Euch zu einem Wahren Menschen!» Die vorangehenden
Sätze verweisen, wie so oft in diesem Text, auf die Parallelen
zwischen der Heilkunde, die auf den menschlichen Organismus
zielt, und der Politik, die auf die Regierung eines Staates zielt.
Sich «vom Alten zu lösen und das Neue anzunehmen und so zu
einem Wahren Menschen zu werden», das war die Botschaft der
Autoren nicht nur des *Huang Di nei jing su wen* (kurz: *Su*

wen), sondern auch der übrigen Textkompilationen der späten Han-Zeit.

Diese Texte werden heute als Ursprung einer spezifisch Chinesischen Medizin und als ferne, aber immer noch aktuelle theoretische Grundlagen der heutigen Traditionellen Chinesischen Medizin ausgewiesen. Zu der Zeit freilich, als die völlig neue Weltanschauung, die in diesen Texten zum Ausdruck kam, um die Gunst der Gebildeten warb, war ihrer Botschaft kaum Erfolg beschieden. Daher die Aufforderung: «Löst Euch vom Alten und geht zu auf das Neue. Das macht Euch zu einem Wahren Menschen!» Der «Wahre Mensch» ist der befreite Mensch; es ist der Mensch, der sein Schicksal, *ming* 命, in die eigenen Hände nimmt, weil er weiß, daß er allein den Naturgesetzen gehorchen muß. Es gibt keine Veranlassung, vor den Ahnen, Dämonen oder Göttern niederzuknien.

Vielleicht war in dieser Botschaft – wie kurz zuvor in der neuen Medizin in Griechenland – eine auch auf die irdische Herrschaft von Königen und Kaisern bezogene Befreiungsvision angelegt. Tatsache ist, die neue Medizin war für die überwiegende Mehrzahl der damaligen Gebildeten nicht überzeugend. Die Gruppe derer, die bereit waren, sich «vom Alten zu lösen und auf das Neue zuzugehen», muß sehr klein geblieben sein. Während die Verfasser der Schriften der konkurrierenden Soziallehren und Weltanschauungen des Konfuzianismus, des Daoismus, des Legismus und des Mohismus namentlich bekannt sind, wurden die Autoren solch umfangreicher Texte wie der Urschriften des *Su Wen*, des *Ling shu* und des *Nan jing* in die Vergessenheit gedrängt.

Auffallend ist, daß der heute verfügbare Text den Gelben Gottherrscher in weiten Teilen nicht als weisen Autor und Schöpfer der Medizin, sondern als unwissenden Fragenden darstellt, der von dem ansonsten unbekannten Qi Bo belehrt wird. Wieso, so mag man fragen, wird dann der Gelbe Gottherrscher als Autor genannt? Blieben die Verfasser dieser Kompilationen bewußt anonym, weil sie doch unverkennbar Blasphemie auf mehreren Ebenen geäußert hatten? Die Texte *Ling shu* und *Nan jing* sind in keiner antiken Bibliographie mit einem Autor identifiziert worden. Auch die Traditionslinie dieser Texte über die folgenden Jahrhunderte ist in den ansonsten so sorgfältigen Schriftenverzeichnissen nur äußerst dürftig belegt. Die etwa 30 000 Schriftzeichen der Lehre von den Fünf Umläufen und Sechs Qi, deren Reimstruktur sie eindeutig als Text der Han-Zeit ausweist, fanden überhaupt keine Erwähnung in den Bibliographien. Erst der Arzt und Autor Wang Bing holte sie zur Tang-Zeit, etwa sechs Jahrhunderte nach der Han-Zeit, aus der Anonymität heraus und gliederte sie dem *Su wen*-Text an.

Yang Shangshan, der im 8. Jahrhundert die Inhalte des *Su wen* und des *Ling shu* zusammenfaßte und einen Text *Huang Di nei jing tai su* schrieb, geriet in China völlig in Vergessenheit. Vielleicht auch deshalb, weil er so unvorsichtig war zu behaupten, auch das Herz könne von Übel-Qi heimgesucht werden. Das war politisch nicht korrekt. Das Herz im menschlichen Organismus war schließlich dem Herrscher im staatlichen Organismus gleichgesetzt. Bis dahin hieß es, daß das Herz selbst niemals von Übel angegriffen werden könne – es wurde von einer «Herzhülle» geschützt. Der Titel des chinesischen Kaisers, Huang Di, lautet wörtlich übersetzt: «Erleuchteter Gottherrscher». Zu implizieren, daß auch der Erleuchtete Gottherrscher von Übel ergriffen werden könne, bedeutete einen radikalen Bruch der Normen. Nur dem Umstand, daß eine Abschrift nach Japan gelangte, dort kopiert und in einigen Tempelbibliotheken deponiert wurde, ist es zu verdanken, daß dieser Text heute noch existiert. In China selbst fand das Werk des Yang Shangshan offenbar kein anhaltendes Interesse.

Diejenigen Naturbeobachter, die sich der Botschaft der neuen Medizin nicht anschließen mochten, bildeten keine homogene Gegenbewegung. Geeint waren sie jedoch in der Gewißheit, daß es sehr wohl Dämonen und Ahnengeister in der Unterwelt und auch Götter im Himmel gibt, die einen Einfluß auf die menschliche Existenz, auf Gesundheit und Kranksein ausüben. Das Verlangen nach existentieller Selbstbestimmung fand hier keine Zustimmung. In zumindest einem Punkt waren sich allerdings auch die Anhänger einer existentiellen Fremdbestimmung durch numinose Mächte und die Verkünder der neuen säkularen Naturgesetzlichkeit allen Seins einig: Existenz ist dauernder Kampf. Die menschliche Existenz ist stets von Feinden bedroht.

9. Das Gegenmodell: Im Blickpunkt das Kranksein

Für die frühen Daoisten, die als Gruppe die nachhaltigste Gegenmeinung zu der neuen Medizin verkörperten, waren böse Geister der Unterwelt die Repräsentanten einer ewigen Bedrohung der Lebenden. Allerorten wirkten Schamanen. Sie gaben vor, mit diesen Geistern kommunizieren und sie für die Gesundung von Patienten gewinnen zu können. Diesen lokalen Kulten stellte sich nun eine ganz neue Anschauung entgegen. Sie führte zwar das Wissen um die Existenz der Dämonen aus dem Totenreich fort, aber sie verneinte den Sinn, diese bösen Kräfte für das Wohl der Menschen einsetzen zu wollen. Die Dämonen der Unterwelt, so lehrten die frühen Daoisten, sind nur fähig, den Menschen zu schaden. Zur Gesundung der Menschen müssen Götter aus dem Pantheon einer himmlischen Welt gewonnen werden.[3]

Drei Welten mit je einer eigenen Bürokratie, davon waren sie überzeugt, existieren: die des Himmels, die auf Erden und die in der Totenwelt. Der Mensch muß mit den Göttern im Himmel gegen die Kräfte der Unterwelt vorgehen. Dabei behilflich sind die gebildeten und schriftkundigen Priester des Daoismus. Ihnen gilt es zu vertrauen, nicht den wild gestikulierenden, unbeherrschten Schamanen der örtlichen Kulte. Es traf sich, daß ein neues Schriftzeichen gegen Ende der Zhou oder zu Beginn der Han-Zeit geprägt werden mußte, um das Konzept «betrügen», «falsche Rede» zu verbildlichen. Die Verantwortlichen fügten zwei ältere Schriftzeichen zusammen: «Reden», *yan* 言, und «Tänzer»/«Schamane», *wu* 巫, und kreierten so das aussagekräftige Schriftzeichen *wu* 誣, das noch heute im Sinne von «falsches Zeugnis ablegen» in Gebrauch ist.

Es galt, die Menschen davon zu überzeugen, daß man die bösen Geister der Totenwelt nicht als Bundesgenossen gegen das Kranksein einsetzen kann, sondern als Feinde bekämpfen muß. Die Priester boten sich an als Mittler. Sie boten ihr Wissen um das Dao, den rechten Weg, an, um den Menschen behilflich zu sein, Kranksein zu vermeiden und Krankheit zu heilen. Sie gaben vor, die himmlische Bürokratie zu kennen und von dort Hilfe herbeiholen zu können für den Kampf gegen die bösen Geister.

Die himmlischen Kräfte waren freilich, wie irdische Bundesgenossen auch, nicht umsonst zu haben. Sie mußten durch Opfergaben überzeugt werden, für die Menschen einzuschreiten. Die Bestechlichkeit auf Erden fand hier ihr Gegenstück im Himmel. Gleichzeitig wurde von den Kranken verlangt, daß sie ihre Sünden eingestehen, daß sie für eine Weile in sogenannten Ruhekammern isoliert über ihren Lebenswandel nachdachten und schließlich, daß sie durch Reue geläutert wieder in ihr normales Leben zurückkehren. Die Verfehlungen mußten verschiedenen Gottheiten mitgeteilt werden; die Priester schrieben Amulette, die verascht und in Flüssigkeit aufgelöst von den Kranken einzunehmen waren, um so in den Genuß der Hilfe der Götter gegen die bösen Totengeister zu gelangen.

So alternativ dieser heilkundliche Zugang zum Verständnis und zur Therapie von Kranksein im Vergleich mit der Medizin auch war, eine Projektion irdischer Zustände und Erfahrungen auf die angeblichen Zustände im Himmel und in der Unterwelt ist hier ebenso sichtbar wie die Projektion von Zuständen der politischen Realität auf das Innere des menschlichen Organismus in der Medizin. Beiden gemeinsam war das Versprechen, Überleben zu ermöglichen in einem von Gewalt geprägten Universum. Für die Medizin waren die Naturgesetze die «Bundesgenossen», an die es sich anzulehnen galt. Für diejenigen, die sich nicht aus dem Bewußtsein einer existentiellen Abhängigkeit zu lösen vermochten, waren es die Götter im Himmel, an die es sich anzulehnen galt.

Die neue Medizin war von der Überzeugung geleitet, daß Kenntnis und Befolgung der säkularen Naturgesetze vor jeglicher Krankheit schützen. Akupunktur und Diätetik wurden mehr zur Therapie von leichten Befindlichkeitsänderungen konzipiert als zur Behandlung bereits manifester Krankheiten. Die Pharmazie beruhte auf einem andersartigen Fundament. Kranksein ist unvermeidlich. Der Mensch muß die Gaben der Natur nutzen, um seine Krankheiten zu behandeln. Die neue Medizin distanzierte sich weitestgehend von der Anwendung der in den Mawangdui-Schriften des frühen 2. Jahrhunderts v. Chr. so eindrucksvoll beschriebenen Pharmazie. In den genannten Texten *Su wen*, *Ling shu* und *Nan jing* kommt der Gebrauch von Arzneimitteln nur gelegentlich zur Sprache; es sind inhaltliche Einsprengsel. Um das Jahr 200 n. Chr. schrieb ein Autor namens Zhang Ji ein Rezeptbuch, in dem er erstmals die Yin-Yang-Theorie auf die Erklärung der Wirkungen von Natursubstanzen im menschlichen Organismus anwendete. Doch die Zeit war noch nicht reif für derlei Brückenbau. Sein Werk wurde nur wenigen Menschen bekannt; es dauerte eintausend Jahre, bis es zur Song-Zeit wiederentdeckt und einer weiteren Verbreitung für würdig erachtet wurde.

In der Tang-Zeit zitierte der Arzt Sun Simiao (581–682?) in einem seiner Rezeptwerke einen angeblichen Ausspruch des Begründers des Daoismus, Lao zi:

> «Daß ich leiden muß, beruht darauf, daß ich einen Körper besitze. Hätte ich keinen Körper, welche Ursache gäbe es dann für ein Leiden?»

In dem Moment, in dem der Mensch geboren wird, wird er zu Materie. Materie verrottet, dagegen hilft keinerlei noch so gut gemeintes moralisches Verhalten. Folglich kommentierte Sun Simiao den Ausspruch des Lao zi mit den Worten:

> «Also, allein Form und Materie führen zu Krankheit. Nur Formlosigkeit kennt kein Leiden. Wenn nicht einmal die Weisen sich vom Leiden fernhalten können, wie könnte dies die Kerze im Winde?»

Die frühen Daoisten sahen keinen Sinn in der angeblichen Naturgesetzlichkeit von Yin und Yang und den Fünf Phasen; sie sahen auch keinen Sinn in solch großen politischen Einheiten wie dem geeinten China mit seiner Notwendigkeit von Schrift und Gesetzen, Fernverkehr, Militär und Bürokratie. Das gesamte strukturelle Umfeld, das der neuen Medizin Grundlage und Berechtigung verlieh, lehnten sie ab. In den Worten des Lao zi, dokumentiert in Kapitel 80 des Klassikers des Daoismus, *Dao de jing*, und hier zitiert in der Übersetzung durch Wolfgang Bauer, kommt der politische Gegenentwurf deutlich zum Ausdruck:

> «Da sei ein kleines Land mit wenigen Bewohnern. Selbst wenn es Erfindungen gäbe, die zehn-, ja hundertfach an Arbeit sparen, das Volk sollte sie nicht benutzen. Die Leute würden eher zweimal sterben als auszuwandern. Da wären vielleicht Boote und Wagen, aber niemand würde in ihnen fahren. Da wären vielleicht Waffen, aber niemand würde sich an ihnen üben. Man brächte es fertig, dass das Volk außer Knoten in Schnüren keine Schrift kennt, zufrieden ist mit seinem Essen, froh mit seiner Bekleidung. Der nächste Ort mag so nah sein, dass man die Hähne krähen und die Hunde bellen hört, aber die Leute würden alt und stürben, ohne je dorthin gegangen zu sein.»

Wo keine Gesetze eingeführt sind, da reagieren die Menschen auf Probleme *ad hoc*. Kranksein ist unvermeidlich. Wenn es nötig ist, muß es therapiert werden. Die Fortführung der vormedizinischen Pharmazie erfolgte daher in diesem ideologischen Umfeld, nicht aber im Rahmen der neuen Medizin und schon gar nicht auf der Grundlage der säkularen Naturgesetzlichkeit von Yin-Yang und den Fünf Phasen. Zhang Ji, der hier eine Brücke zu bauen suchte, war ein Außenseiter und fand keine Nachahmer. Ein Jahrtausend lang blieb ein offenbar fast unüberwindlicher ideologischer Graben geöffnet zwischen der medizinischen Literatur mit dem Schwerpunkt einer Nadelungstherapie auf der Grundlage der relationistischen Theorien einerseits und der pharmazeutischen Literatur mit dem Wissen um eine im weitesten Sinne durch Erfahrung geprägten Arzneikunde andererseits.

Die medizinische Literatur übernahm auch das in den Mawangdui-Schriften dokumentierte Wissen um die Verursachung von Kranksein durch Kleinstlebewesen und Dämonen nicht. Weder für die Kleinstlebewesen noch für die Dämonen war ein Verhalten vorstellbar, das diese Erreger aus dem Körper fern hielt oder im Falle eines Befalls wieder entfernte. Sie tauchten daher in der neuen Medizin gar nicht mehr auf. In der pharmazeutischen Literatur waren sie dagegen weiterhin als mögliche Schädlinge, derer es sich zu erwehren gilt, anerkannt. Im Gegenzug findet sich in dieser Literatur kein Hinweis auf die Yin-Yang- und Fünf-Phasen-Lehren der systematischen Korrespondenz.

Die Arzneidrogen wurden sachlich beschrieben in einer Sprache, die auch heute noch leicht verständlich und in ihren Aussagen nachvollziehbar ist. Vier Beispiele mögen dies verdeutlichen. In der Monographie der Kroton-Samen, *ba dou* 巴豆, finden wir die auch in Europas historischen Arzneibüchern beschriebenen extrem kräftigen abführenden Wirkungen. Die bewusstseinsverändernde Kraft des Stechapfels, *lang dang* 莨菪, ist auch in Europa seit vielen Jahrhunderten beschrieben worden. Für die angeblich psychotropen Anwendungsmöglichkeiten des Ginseng, *ren shen* 人參, gibt es in Europa keine eigene Überlieferung, da diese Wurzel nur in Ostasien wuchs. Die dermatologischen Effekte von Zubereitungen des Quecksilbers, *shui yin* 水銀, sind hingegen auch in Europa seit langem bekannt.

Ba dou, Geschmack: scharf; warm. Beherrscht: Kälteschäden, Wechselfieber, Kälte-Hitze-Anfälle. Durchbricht Darmverstopfung, Verhärtungen, stagnierende Getränke, Schleimverstopfung, Bauchschwellung, Ödeme. Reinigt die fünf Langzeitspeicher und sechs Kurzzeitspeicher. Macht den Weg frei für Wasser und Korn. Entfernt schlechtes Fleisch. Vertreibt Dämonengift, *gu*-Besessenheit und andere üble Dinge. Tötet Gewürm und Fisch. Ein anderer Name lautet Ba-Pfeffer.
Lang dang, Geschmack: bitter; kalt. Beherrscht: Zahnschmerz. Vertreibt Würmer, gefühlloses Fleisch, Krämpfe. Ermöglicht kräftiges Gehen und läßt einen Dämonen sehen. Große Mengen lassen einen wild dahinschreiten. Über eine lange Zeit

eingenommen nimmt es dem Körper die materielle Schwere; man kann so schnell rennen, wie ein rasendes Pferd.

Ren shen, Geschmack: süß; leicht kalt. Beherrscht: Füllt die fünf Langzeitspeicher auf. Beruhigt den Geist. Stärkt die *hun*- und *po*-Seelen. Beendet Furcht und Erregung. Entfernt übles Qi. Klärt die Augen. Öffnet das Herz und vermehrt die Weisheit. Über lange Zeit eingenommen nimmt es dem Körper die materielle Schwere und verlängert das Leben.

Shu iyin, Geschmack: scharf; kalt. Beherrscht: Krätze, Haarausfall. Tötet Insekten und Parasiten in der Haut. Verursacht vorzeitigen Schwangerschaftsabbruch. Entfernt Hitze. Vernichtet das Gift von Gold, Silber, Kupfer und Zinn. Chemische Verfahren verändern es zu Zinnober. Über lange Zeit eingenommen macht es einen zu einem unsterblichen Einsiedler.

Das neben der Therapie von Kranksein angestrebte Ziel der Arzneikunde, Langlebigkeit wenn nicht gar Unsterblichkeit durch die Einnahme geeigneter Natursubstanzen oder chemischer Produkte zu erzielen, wird in der Beschreibung zahlreicher Substanzen erkennbar; hier mag der Ursprung der Alchemie liegen, die über die Vermittlung arabischer Gelehrter schließlich Eingang in europäische Gelehrtenstuben fand. In den Vordergrund der chinesischen traditionellen Arzneikunde schob sich freilich das Bemühen, wirksame Substanzen und Substanzmischungen für die Behandlung akuter Krankheiten zu finden und einzusetzen. Der Fokus der neuen Medizin lag auf dem Versprechen, die Gesundheit zu bewahren; der Blick der Arzneikunde war in erster Linie auf die Therapie von Krankheiten gerichtet.

10. Die radikale Heilung: Leben als Krankheit an sich

Als Sun Simiao im 7. Jahrhundert einen vermeintlichen Ausspruch Lao zis mit den Worten kommentierte, Form und Materie seien allein schon die Vorbedingung für Kranksein, da war ihm sicherlich die Botschaft bekannt, die mit dem Buddhismus nach China gelangt war und als die radikalste Heilkunde in der

Geschichte anzusehen ist. Die materielle Erscheinung des Lebens mit Arzneimitteln und sonstigen therapeutischen Verfahren gegen die permanente Bedrohung durch Verfall zu wappnen, erscheint im Buddhismus als reine Oberflächenkosmetik. Geborenwerden, Altern, Sterben, Trennung von den Liebsten, Nichterfüllung der Wünsche und vieles andere mehr – alles ist Leiden und kennzeichnet die menschliche Existenz. Die Menschen mögen zumeist keine Schmerzen und suchen nach Mitteln und Wegen, um ihre körperlichen Leiden zu mildern oder ganz zu beheben. Aber eine Heilung im wahren Sinn, so lehrte der Buddhismus, ist das nicht. Die wahre Heilung, der Zustand Nirvana (Chinesisch: *wu bing* 无病, «frei von Krankheit»), kommt erst dann zustande, wenn der endgültige Zustand der Nicht-Existenz erreicht ist. Für diesen Zustand gibt es keine Beschreibung.

In der europäischen säkularen Weltanschauung ist der Tod, mit dem das Leben eines jeden einzelnen Menschen endet, nichts anderes als der Eintritt in den Zustand des Nirvana. Die buddhistische Lehre sah das anders. Vermutlich entstanden in einer Zeit einer allumfassenden Bedrängnis durch Leiden, verhieß die indische Lehre einen Ausweg – allerdings nicht ohne einen hohen Preis zu fordern. Die europäische säkulare Weltanschauung bietet jedem den Suizid als sofortigen Ausweg und Übergang in das Nichts. Der Buddhismus verschloß den Ausweg eines selbst bestimmten Lebensendes, indem er den Suizid als Abkürzung in das Nirvana ausschloß. Existentielle Selbstbestimmung ist im Buddhismus nicht die Befreiung von der Willkür des einen Gottes oder der Götter oder ähnlicher numinoser Wesen, sondern der Hinweis auf ein absolutes Gesetz, *fa*, das allem Sein zu Grunde liegt. Dieses Gesetz erkennt Gut und Böse, und nur derjenige, der vor diesem Gesetz genügend Gutes angesammelt hat, wird mit dem Ausgang in das Nirvana belohnt. Der Buddhismus setzt somit vor diesen Ausgang eine imaginäre Schwelle mit der leicht erkennbaren Absicht, in die so ungeliebte Phase irdischer Existenz doch eine Ordnung und damit ein gewisses Maß an Friedfertigkeit und Mitmenschlichkeit einzubringen.

Die Zeit, in der ein solches Ideensystem erschaffen wurde, muß grauenhaft gewesen sein. Die Verlockung, einem möglicherweise unendlichen Zyklus von Leben und Tod und anschließender Wiedergeburt in solch leidvolle Existenz zu entfliehen, war offenbar so verheißungsvoll, daß nicht wenige Menschen bereit waren, sich den harten Anforderungen der buddhistischen Morallehre zu ergeben. Die neue Medizin der Han-Zeit, so hatten wir gesehen, setzte auf die Angst vor körperlichem und vielleicht auch seelischem Leid, um ein bestimmtes Verhalten zu fördern. Das Naturgesetz, dem dieses Verhalten untergeordnet war, verhieß existentielle Selbstbestimmung all denen, die sich in die relationistische, säkulare Weltanschauung einfügten. Der Buddhismus wandte sich ebenfalls von einer Fremdbestimmung durch personale Autoritäten ab, auch er legte den Menschen einen Lebensstil auf, der einem universal gültigen Gesetz untergeordnet war. Aber diesem Gesetz Genüge zu tun und so zu existieren, daß das Ziel, der Ausweg in das Nirvana, erreicht wurde, war ungleich schwieriger. Den Menschen wurde existentielle Selbstbestimmung versprochen, aber zugleich war deutlich, daß die Anforderungen kaum zu erfüllen waren. Die Eiseskälte der Botschaft «Mein Schicksal liegt in meinen Händen, nicht in der Macht des Himmels» ist auch dem Buddhismus zu eigen: selbst schuld, wer es nicht schafft!

Die Maxime, die Buddha die Menschen lehrte, ist verständlich: «Nichts Übles begehen, Gutes tun und den Geist reinigen.» Der Wertbegriff des Üblen (*xie* 邪) ist zentrales Element der hanzeitlichen Medizin und der ihr zugrundeliegenden Morallehre. Übel ist alles, was seinen angestammten Wirkort verlässt und dort eindringt, wo es nichts zu suchen hat. In der indischen Lehre war «Übel» jede Tat, die einem anderen schadet, einem selbst schadet, oder einem anderen und einem selbst schadet. Einer Gemeinschaft anzugehören, die sich solche Ziele setzt, war tröstlich in einer Zeit, in der viele Menschen den Eindruck hatten, daß die Realität den genauen Gegensatz zu dieser Forderung bildete. Jede menschliche Tat zeigt eine Auswirkung, die sich in Glück oder Leid einer späteren Existenz niederschlägt.

Buddha ist der Arzt, der die Menschen von der Krankheit

ihrer Existenz heilt. Seine Lehre lehnt sich an die Struktur einer medizinischen Fallgeschichte an. Er diagnostiziert das Leiden und verdeutlicht die Ursache. Er definiert das Ziel, nämlich das Leiden auszulöschen, und zeigt den Patienten den Weg dorthin. Ausgangspunkt sind Die Vier Edlen Wahrheiten, die Buddha in seiner ersten Predigt offenbarte: Erstens, Leben ist Leiden. Zweitens, dieses Leiden hat eine Ursache: die Sehnsucht zu leben und das Verlangen nach sinnlichem Vergnügen. Drittens, es besteht eine Möglichkeit, dieses Leiden zu beenden. Viertens, der Weg, dieses Leiden zu beenden, liegt im Beschreiten des Achtfachen Pfades. Wer diesen Pfad beschreiten möchte, der mache sich zueigen: Rechte Anschauungen, rechte Absichten, rechte Rede, rechtes Handeln, rechte Lebensführung, rechte Anstrengungen, rechte Erinnerung und rechte Meditation.

So wie die neue Medizin den Gegensatz zwischen Übel (*xie* 邪) und Rechtem (*zheng* 正) für ihre Zwecke definierte, so steht auch im Buddhismus das Rechte (*zheng*) dem Üblen (*xie*) gegenüber, freilich mit anderen Inhalten. Manche Anforderungen des Achtfachen Pfades bedürfen einer komplexen theologischen Bestimmung, so zum Beispiel die rechten Anschauungen und die rechten Absichten oder die rechte Meditation. Andere lesen sich wie die Zehn Gebote, so etwa wenn der vierte Bestandteil des Pfades, die «rechte Rede», als die Vermeidung falscher und eitler Rede definiert ist und noch vor dem fünften Bestandteil «rechtes Handeln» genannt ist, der die Aufforderung enthält, nicht zu töten, nicht zu stehlen und Keuschheit zu pflegen. Schließlich ist das «rechte Erinnern» bemerkenswert. Hier wird von den Menschen verlangt, nur das Gute zu erinnern und das Schlechte zu vergessen – eine Aufforderung, die vielleicht auch aus einer Situation heraus verständlich ist, die allzu viel Schlechtes in das Bewusstsein der Menschen eingeprägt hatte.

Auf die Einzelheiten dieser Morallehre sei hier nicht weiter eingegangen; sie könnten eigene Bände füllen. In ihren Anfängen war die indische Lehre so streng ausgelegt, daß sie nur denen offenzustehen schien, die einen überaus mühsamen Weg der Askese zu gehen bereit waren, um Erlösung zu finden. Neue und sehr viel größere Menschenmengen an Gläubigen erschlossen sich die Buddhisten dann in einer abgemilderten Version, dem Mahayana, wörtlich: dem Großen Boot, in dem jeder seinen Platz finden könne. Die anfängliche Kälte der völligen Selbstverantwortung und der Hoffnungslosigkeit aller derer, die den mühsamen Weg nicht zu gehen fähig waren, wurde durch ein neues Konzept ausgeglichen, den Bodhisattva. Das waren Personen, die in der Vergangenheit mit guten Taten imstande waren, unermessliches *karma* anzusammeln, die aber von diesem positiven Konto noch nicht Gebrauch machten, um in das Nirvana einzugehen. Stattdessen blieben sie den Irdischen zugänglich und waren bereit, unglücklichen Existenzen beizustehen.

Die heilkundlich größte Bedeutung erlangte ein Bodhisattva namens Avalokiteshvara, der seit dem 7. Jahrhundert in China in weiblicher Form bekannt als Guanyin gleichsam einen Quell der Wärme und des Mitgefühls bildete. Guanyin besitzt tausend Augen, um überall nach Hilfsbedürftigen zu suchen, und sie hat tausend Arme und Hände, um den Hilfsbedürftigen beizustehen. Nicht unähnlich der Mutter Gottes im katholischen Christenglauben kann man sich an Guanyin wenden mit der Bitte um Schutz vor Krankheit, Dämonen, Feuer und Wasser. Insbesondere ihre Bereitwilligkeit, Frauen unter dem so schwer lastenden Druck, einen Sohn zu gebären, aus der Not der Kinderlosigkeit zu helfen, machte Guanyin zu der einzigen numinosen Ansprechperson, von der Mitleid zu erwarten war.

Der Buddhismus trat in China mit dem Anspruch auf, die völlige Leidfreiheit zu erzielen. Anders als etwa das Christentum, das die Leidfreiheit bis in die Gegenwart als nicht menschenwürdig ablehnt und daher dem menschlichen Bemühen um Leidfreiheit stets enge, theologisch definierte Grenzen setzt, war der Buddhismus in der Heilkunde nicht darauf bedacht, bestimmte therapeutische Ziele auszuschließen oder eine bestimmte Therapieform als seiner Lehre entsprechend auszuweisen.

Der Buddhismus akzeptierte einen einzigartigen therapeutischen Eklektizismus. Über diesen gelangten die säkular-wissenschaftlichen Theorien der Vier Elemente (Erde, Wasser, Feuer,

Wind) aus dem östlichen Mittelmeerraum und der Drei Dosa (Wind, Schleim, Galle) aus Indien nach China. Die Vier-Elemente-Lehre vermochte mit ihren analytischen Grundkonzepten nie über die Schriften des buddhistischen Kanons und die Schriften einiger weniger medizinischer Autoren hinaus zu wirken. Die indische Drei-Dosa-Lehre scheiterte schon an der fehlerhaften Übersetzung ihrer Grundbegriffe. Die chinesischen Versionen waren ohne entsprechende Anleitungen einfach unverständlich.

Gegen Ende des 6. Jahrhunderts schließlich hatte sich unter dem Schirm des Buddhismus eine Heilkunde gesammelt, die sechs Ursachen des Krankseins als gegeben ansah. Es war dies eine Mischung säkularer und religiöser Krankheitsursachen, in der die Ausgewogenheit der Ernährung ebenso ihren Platz fand, wie die Ungleichgewichtung der Vier Elemente, die übermäßige Meditation, die Dämonen und Übelgötter und auch das Fehlverhalten in einer früheren Existenz. Für alle diese Ursachen nannten die Texte die angemessenen Therapien, die folglich von arzneilichen und diätetischen Maßnahmen über Verbesserung der Askese und Meditationspraktiken, sowie Regulierung des Ein- und Ausatmens und die Anwendung exorzistischer Techniken wie Amulette und Bannsprüche, bis hin zu Innenschau, Beichte, Reue und Bußübungen reichten. Eine deutliche Abgrenzung der im buddhistischen Schrifttum propagierten Therapien für körperliches und seelisches Leid von den übrigen Heilweisen, die in China praktiziert wurden, ist daher nicht möglich. Insbesondere in der Arzneikunde und in den exorzistischen Praktiken sind deutliche Überlappungen mit den daoistischen Heilverfahren erkennbar.

II. Zwischen Antike und Neuzeit

Keiner der in den bisherigen Kapiteln dargestellten theoretischen Therapieansätze war imstande, die konkurrierenden Ansätze zu marginalisieren und den Status einer Medizin zu erreichen, die man im Rückblick als die «Chinesische Medizin» bezeichnen dürfte. Zu berücksichtigen ist auch, daß die genannten theoretischen Ansätze der säkularen Medizin allem Anschein nach lediglich von einem sehr kleinen Prozentsatz in der formal gebildeten Oberschicht der Bevölkerung aufgenommen wurden und somit möglicherweise deren Reaktion auf Kranksein leiteten. Bis weit in das 18./19. Jahrhundert hinein ist kaum bekannt, wie die breiten Massen in China auf körperliches und seelisches Kranksein antworteten oder solches zu verhindern suchten. Die Erforschung der Geschichte der Chinesischen Medizin hat in den vergangenen Jahrzehnten lediglich die literarischen Zeugnisse der Oberschicht auswerten können und durch die Bezeichnung der Inhalte dieser Zeugnisse als «[Traditionelle] Chinesische Medizin» zu ebenso weit verbreiteten wie irreführenden Aussagen von der Art «Die Chinesen haben ...» beigetragen.

Auf der Grundlage der in den jeweils zwei, drei Jahrhunderten vor und nach Christi Geburt konzipierten heilkundlichen Ideen, soviel lassen die reichhaltigen literarischen Zeugnisse aller therapeutischer Richtungen erkennen, entwickelte sich insbesondere seit dem 13./14. Jahrhundert eine Vielfalt von individuellen Deutungen. Lassen wir die buddhistischen und daoistischen Erklärungen des Krankseins einmal außer Acht. Deren Ideen und Praktiken hatten zwar einen entscheidenden Anteil an Versuchen der gesamten chinesischen Bevölkerung, Kranksein vorzubeugen oder zu behandeln, aber auf Grund ihrer religiösen, insbesondere auch exorzistischen Therapieansätze fanden sie im 20. Jahrhundert, als es darum ging, aus dem heterogenen Erbe zukunftsfähige Elemente herauszulösen und als Traditionelle Chinesische Medizin neu zu strukturieren, keine Beachtung.

Die säkularen Reaktionen auf Kranksein im Anschluß an die Antike sind in ihrer Vielfalt beeindruckend genug. Schaut man auf die Gesamtgeschichte der Ideen in der Chinesischen Medizin der vergangenen zwei Jahrtausende, dann wird deutlich, daß es im Grunde drei kreative Phasen gegeben hat, in denen die Dynamik der Theoriebildung jeweils eine neue Richtung nahm. Es waren dies die in den bisherigen Kapiteln bereits beschriebenen Jahrhunderte kurz vor, während und im Anschluß an die Han-Dynastie, also etwa 3. Jahrhundert v. bis 3. Jahrhun-

dert n. Chr. Die nächste kreative Phase begann etwa im 12. Jahrhundert und währte bis in das 15. Jahrhundert. Die dritte kreative Phase begann im späten 19. Jahrhundert und dauert noch an.

Es ist im Rückblick auf die chinesische und die europäische
Medizingeschichte offensichtlich, daß medizinische Theoriebildung keiner eigenen inneren Antriebskraft folgt. Zu keiner Zeit
ist erkennbar, daß grundsätzlich neue Theorien von Menschen
auf der Grundlage der Beobachtung des gesunden und/oder
kranken menschlichen Organismus erdacht oder eingeführt
wurden. Alle grundlegenden Theorien von Kranksein und Gesundheit sind seit jeher Projektionen von Ängsten und Zuversichten hinsichtlich einer größeren, allumfassenden Ordnung
auf den menschlichen Organismus. Immer wieder erwachten in
der Geschichte der Medizin in China und in Europa neue Ängste und kamen neue Zuversichten auf, wer oder was Ordnung
stiften könne. Stets nahm das medizinische Denken dies auf und
antwortete mit neuen Ideen vom Wesen des Gesundseins und
des Krankseins, und wie das eine zu bewahren und das andere
zu verhindern oder zu heilen sei.[4]

Für China bedeutete dies zum Beispiel, daß während der
Tang-Zeit (618–906) keinerlei neue Ideen in die Medizin Eingang fanden. Das könnte auf den ersten Blick überraschen,
denn zu keiner Zeit vorher oder nachher war China kulturell so
vielfältig, wurden so viele Sprachen auf den Straßen der Groß-
städte gesprochen, trafen Menschen aus so vielen unterschiedlichen Ländern zusammen. Aber es war eine Zeit, in der keine
grundlegend neuen Ängste oder Zuversichten die Menschen
plagten. Einige wenige nur wurden von erschreckenden Visionen der drohenden Bedeutungslosigkeit des Konfuzianismus in
Konkurrenz mit Daoismus und Buddhisms heimgesucht. Diese
Intellektuellen und politischen Theoretiker deuteten Neuerungen
an, die dann in der Zeit der Song-, Jin- und Yuan-Dynastien, als
die gesamte Gesellschaft vom Wandel erfaßt wurde, auch die
medizinische Theorie nachhaltig beeinflußten.

II.I. Brückenbau und Pharmakologie

Das Bemühen konfuzianischer Philosophen der Song-Zeit (960–1279), dem wachsenden Einfluß von Daoismus und Buddhismus Alternativen entgegenzusetzen, ging zeitgleich einher mit einer grundlegenden Neuordnung der medizinischen Theorie. Mehr als ein Jahrtausend lang waren die beiden Traditionen der Medizin der systematischen Entsprechungen, deren Appell an die Einhaltung der Naturgesetze der konfuzianischen und legistischen Forderung nach Befolgung einer Moral bzw. der Strafgesetze entsprach, einerseits, und der pharmazeutischen Therapierichtung andererseits, die dem Daoismus näher stand, streng getrennt. Diese Kluft wurde nun überbrückt.

Das Ergebnis war eine Pharmakologie der systematischen Korrespondenzen. Es war der Versuch, das Wirken der Arzneien im menschlichen Organismus mittels der Yin-Yang- und Fünf-Phasen-Lehren zu erläutern und die Arzneigabe danach auszurichten. Sollte es das Ziel der Initiatoren dieser Entwicklung gewesen sein, eine Lehrmeinung zu schaffen, der sich alle oder auch nur eine Mehrheit der Praktiker der Chinesischen Medizin und Arzneikunde hätten anschließen wollen, so blieb dieses Ziel unerreicht. Zu unklar war die erforderliche Einordnung der einzelnen Substanzen in die Kategorien von Yin und Yang oder der Fünf Phasen. Was der eine Theoretiker als süß bezeichnete, erschien anderen als bitter; was der eine als eine «kühle» Eigenschaft einer Substanz identifizierte, deuteten andere als «kalt» oder «warm». Eine Übereinstimmung unter den verschiedenen Schulen blieb unerreichbar.

Zudem erwuchsen zahlreiche unterschiedliche Lehrmeinungen über die grundsätzlichen Ursachen des Krankseins. Es gab Schulen, die die mangelnde Versorgung von Magen und Milz als Hauptgrund des Krankseins ansahen – das war verständlich, da der Gründer dieser Theorie in einer Region langer Hungersnöte und Bürgerkriegswirren lebte. Andere sahen zu viel Hitze oder zu viel Kälte als Hauptursache des Krankseins an und richteten ihre Therapievorschläge entsprechend aus.

Die Gegnerschaft unter den Schulen war erbittert. Noch in den 1930/1940er Jahren mußte ein Arzt aus Nordchina dies erfahren. Er hatte dort zahlreiche beeindruckende Heilerfolge mit Rezeptvorschriften erzielt, in denen er das Eisenhutkraut, Akonit, verwendet hatte. Akonit ist nach allgemeiner chinesischer Einschätzung eine sehr «heiße» Substanz. Als dieser Arzt dann seine Tätigkeit in das «heiße» Shanghai verlegte und dort fortfuhr, seine «heißen» Substanzen zu verschreiben, zog er sich den Unmut aller ansässigen Kollegen zu. Selbst die Tatsache, daß er den Sohn einer hohen Persönlichkeit mit seiner «heißen» Therapie retten konnte, den alle anderen Kollegen bereits aufgegeben hatten, milderte die Abwehr nicht. Nachdem er gestorben war, veröffentlichte einer seiner Schüler, der Bruder des geretteten Kindes, ein Buch über den «Herrn Akonit», wie sein Lehrer genannt wurde. Die Shanghaier Ärzteschaft kaufte die gesamte Auflage auf und ließ sie vernichten – im Jahre 1951.[5]

II.2. Die handschriftliche Dokumentation

Unzählige Autoren waren außerstande, die finanziellen Mittel aufzubringen, ihre Sicht der Dinge nicht nur niederzuschreiben, sondern auch als Druckwerke zu veröffentlichen. Schon diese finanzielle Schranke ist eine der Ursachen dafür, daß wir aus der gedruckten medizinischen Literatur allein die Sichtweise eines bestimmten Anteils der gelehrten Oberschicht ersehen können, nämlich des Anteils, der zusätzlich zu der formalen Bildung auch noch ausreichend Geld besaß. Erst jüngst konnte dieses Bild ein wenig korrigiert werden. Die Staatsbibliothek zu Berlin sowie das Ethnologische Museum Berlin-Dahlem besitzen seit 2006 etwa 1000 handschriftliche heilkundliche Bücher der vergangenen vier, fünf Jahrhunderte. Diese Sammlung führt zwar auch nicht über den Kreis der Schriftkundigen hinaus, erfaßt aber einen sehr viel größeren Autorenkreis als die gedruckte medizinische Literatur.[6]

Unter diesen Büchern sind solche, die offensichtlich aus Geldmangel nicht gedruckt werden konnten, und es sind darunter zahlreiche Schriften aus Familien oder von einfachen Laienheilern und Apothekern, die nie und nimmer einer gedruckten Veröffentlichung für wert befunden worden wären, aber dennoch sehr aufschlußreiche Inhalte haben. In ihnen finden sich Techniken, die in der gedruckten Literatur seit der Tang-Zeit nicht mehr dokumentiert sind, z. B. die Kauterisation an Akupunkturpunkten mit einem brennenden Lampendocht. Oder auch die vielerlei Rezepte zum arzneilichen oder mechanischen Abbruch einer Schwangerschaft, die aus moralischen Gründen nirgendwo in der gedruckten Literatur verzeichnet sind, obwohl ihr Gebrauch offenbar an der Tagesordnung war. Oder auch die Hinweise, wie Ärzte ihre Patienten am besten betrügen können, z. B. indem sie billige Alltagssubstanzen durch farbliche und sonstige Veränderungen als teure und seltene Arzneidrogen erscheinen lassen.

Nicht zuletzt erinnern diese handschriftlichen Aufzeichnungen auch an Modeerscheinungen, die die Chinesische Medizin eine jeweils begrenzte Zeitlang in Atem hielten. Ein Beispiel sind die *yangchong* 洋虫, also «ausländische Insekten». Gemeint sind die ganzen Exemplare von Martianus dermestoide Chevr., einem Insekt, das erstmals im Jahre 1795 in einem Buch mit dem Titel *Yao xing kao* erwähnt und wenig später in das Arzneibuch *Ben cao gang mu shiyi* (verfaßt um 1800, veröffentlicht 1871) aufgenommen wurde. Für eine Weile im 19. Jahrhundert setzten unzählige Menschen ihre Hoffnung in diese tierische Arzneidroge, der man die Wirkung zusprach, sowohl die Yin- als auch die Yang-Aspekte des Organismus zu nähren, Blut neu zu bilden und die Sehnen/Muskeln zu stärken, alles Übel aus dem Körper zu entfernen, und anderes mehr. Mehr als 100 Rezepturen, die dieses Insekt verarbeiten, finden sich in den Texten. Ein Beispiel ist wie folgt:

«Wenn Männer oder Frauen sich satt gegessen haben und in der Brust einen Druck verspüren, der mit einer Blockade einhergeht, sodaß der gesamte Körper gelb wird und geschwollen ist, und der Bauch sich aufbläht wie eine Trommel, dann nehme man sieben der Insekten, die in Wein eingelegt waren, ein.»

All dies ist historische Chinesische Medizin, oder nach heutigem Sprachgebrauch: Traditionelle Chinesische Medizin. Man muß sich fragen, welche Defizite diese Medizin im 18./19. Jahrhundert aufwies, daß eine derart weit verbreitete Hoffnung auf Heilung bestand und die Bevölkerung massenhaft an solche Wirkungen glauben und die entsprechenden Rezepturen einnehmen ließ.

Unbekannt war bislang auch die Vielfalt von Libretti für Singspiele oder Volksopern zur Aufklärung der Bevölkerung über die Wirkungen pharmazeutischer Substanzen. In diesen Libretti tragen alle handelnden «Personen» die Namen von pharmazeutischen Substanzen. Die guten oder bösen Eigenarten dieser «Personen», ihr Verhalten anderen gegenüber, die Orte, wo sie herkommen und wie sie zu behandeln sind, all dies und anderes mehr ist auf überaus geschickte Weise als Aussage über die gleichnamigen Substanzen zu verstehen und wird bei den Zuschauern einen bleibenden Eindruck hinterlassen haben. Dies nicht zuletzt auch deshalb, weil eine Mischung aus Tabubrüchen, Humor und deftiger Obszönität die Aufmerksamkeit des Publikums gefesselt haben wird.

II.3. Arzneitherapie

Über die Jahrhunderte setzten sich in der säkularen Heilkunde drei unterschiedliche therapeutische Ansätze durch. Rein quantitativ betrachtet legen die verfügbaren Quellen den Eindruck nahe – exakte Statistiken gibt es freilich nicht –, daß feste Rezepturen die Hauptlast der Behandlungen trugen. Unbeeindruckt von den Versprechungen der Theorien von Yin-Yang und den Fünf Phasen trugen ärztliche Autoren im Laufe der Jahrhunderte eine rasch wachsende Zahl von Rezepten für die Behandlung von Leiden zusammen. Diese Rezepte hatten entweder bei irgendjemandem einmal eine Wirkung gezeigt und wurden deshalb weiterempfohlen, oder sie waren aus uns heute unbekannten Erwägungen zusammengestellt worden.

Spätestens seit dem 12., 13. Jahrhundert traten pharmazeutische Hersteller auf, die diese Rezepte in größeren Mengen produzierten und vermarkteten. Um der um sich greifenden Produktfälschung entgegen zu wirken, bestimmten die Behörden bereits im 12. Jahrhundert, daß solche Hersteller für ihre Produkte ein Logo wählen müßten. Die Marketingstrategien, die sich über die Jahrhunderte bis in das frühe 20. Jahrhundert weiterentwickelten, setzten Werbezettel ein und speziell auch ein Verpackungsdesign, das die Kunden anlocken und markentreu machen sollte, wie es im heutigen kommerziellen Sprachgebrauch heißen würde. Sammelgefäße wurden ebenso eingeführt wie die Gefäße für *dual use*. Kleine, kostbare Vasen z. B. wurden als Behälter für medikamentöse Pulver verkauft. Ein Etikett zeigte den Inhalt an und gab Hinweise für die Anwendung. Nachdem der Inhalt aufgebraucht war, konnte der Besitzer das Etikett ablösen und die Vase mit einer Blume als Schmuckstück aufstellen. Die Begegnung mit der in Europa im 19. Jahrhundert erst langsam entstehenden pharmazeutischen Industrie und deren Fertigpräparaten löste in China keinerlei Überraschung aus.

Unbekannt für die Europäer waren im Gegenteil chinesische Rezepturen, die als Allheilmittel bis zu über siebzig Indikationen erfolgreich zu behandeln versprachen, wenn man sie denn jeweils mit einer angeblich für das einzelne Leiden passenden Flüssigkeit einnahm. Bemerkenswert ist, daß diese Art von Rezepturen vor allem für Frauenkrankheiten angepriesen wurden. Diesen und allen genannten Rezeptanwendungen gemeinsam ist, daß sie keinerlei Rücksicht nehmen mußten auf irgendwelche individuellen Besonderheiten der Patienten. Im Vordergrund der Behandlung stand eine Krankheit oder ein bestimmtes körperliches oder seelisches Leiden.

Die gedruckten ebenso wie die handschriftlichen Rezeptsammlungen enthalten lange Listen aller nur erdenklichen Leidenszustände und bieten dafür Rezepturen an. Das *Bencao gangmu* aus dem späten 16. Jahrhundert mit insgesamt 11 000 Rezeptvorschriften zitierte aus unterschiedlichen Texten der vergangenen Jahrhunderte insgesamt etwa 4500 verschiedene Krankheitsbezeichnungen. Darunter findet sich nicht ein Hinweis auf die individuelle Diagnose angeblicher Yin- oder Yang-Unausgewogenheiten, wie sie von der pharmakologischen Theorie der Song-, Jin- und Yuan-Zeit vorgeschlagen worden war. Die Kapitel im *Ben cao gang mu*, in denen diese Theorien angesprochen sind, wirken isoliert und eher als Lippenbekenntnis denn als ernstgemeinte Therapieanweisung.

Wie weit die Anhängerschaft der pharmakologischen Theorien

und der Anwendung dieser Theorien in der Praxis reichte, ist kaum festzustellen. Nimmt man die verfügbare pharmazeutische Literatur und die Rezeptsammlungen in Augenschein, so dürfte die Anhängerschaft nicht allzu groß gewesen sein. Die Arzneibuchliteratur, aus der die Praktiker der Arzneitherapie, sei sie nun theoretisch geleitet oder nicht, ihr Wissen von den einzelnen Substanzen schöpfte, ist jedenfalls in der dynamischen Vermehrung ihrer Substanz-Beschreibungen im Laufe der Jahrhunderte und in der Vielfalt ihrer inhaltlichen Schwerpunkte beeindruckend.

Ausgehend von den etwa 250 beschriebenen Arzneisubstanzen in den Mawangdui-Manuskripten aus dem 2. Jahrhundert v. Chr. stieg die Anzahl in der Han-Zeit auf die Anzahl der Tage im Jahr des Sonnenkalenders, d. h. 365 Substanzen, auf 730 in dem Arzneibuch von Tao Hongjing im Jahre 500, auf mehr als 1700 in den Arzneibüchern der Song-Dynastie des 12./13. Jahrhunderts und auf etwa 1900 im *Ben cao gang mu* des Li Shizhen von 1598. Die Autoren einzelner Werke richteten ihre Augenmerke auf die verschiedensten Teilaspekte. Es gab Arzneibücher mit der Beschreibung nur solcher Pflanzen, die auch als Lebensmittel dienen können oder aus einer spezifischen Region kommen. Andere Autoren konzentrierten sich auf die pharmazeutische Aufbereitung der Rohdrogen oder beschrieben lediglich alle Facetten einer einzigen Substanz. Allein einige Arzneibücher der Song-, Jin- und Yuan unternahmen es, ihre Substanzen hauptsächlich nach theoretischen Kriterien zu ordnen, doch auch in diesen Werken finden sich Hinweise auf den «Gebrauch der Arzneidrogen auf der Grundlage von Krankheitssymptomen».

II.4. Akupunktur und Übriges

Die Bedeutung der Akupunktur, als Aderlaß oder auf die Ordnung der Qi-Flüsse im Organismus gerichtet, blieb marginal; ihr Schicksal hing wohl eng mit dem der konfuzianischen Ideologie, deren Werte sie widerspiegelte, zusammen. Texte für die Nadelbehandlung gab es zwar einige, aber sie sind im Vergleich mit der Arznei- und Rezeptliteratur deutlich geringer an der Zahl; weithin bekannt war vor allem der Klassiker *Jiayi jing* aus dem 3. Jahrhundert und dann das große Sammelwerk *Zhenjiu dacheng* von

1601, das die Aussagen mehrerer Autoren der Vergangenheit zusammenfaßte und bis in die Gegenwart nachgedruckt wurde.

Im 18. Jahrhundert ließ die Regierung zu Lehrzwecken das gesamte medizinische Wissen in dem Werk *Yi zong jin jian* zusammenfassen; es erschien im Jahre 1742. Auch hier findet sich noch einmal ein Rückblick auf die Leistungen der Akupunktur. Er konnte freilich die vielen auseinanderstrebenden Richtungen, in die besonders zur Qing-Zeit Ärzte die Nadeltherapie weiterzuentwickeln suchten, nicht mehr vereinen. Der Bogen war weit gespannt. Von solchen Autoren, die den Theorien von den Leitbahnen noch eine gewisse Bedeutung einräumten, bis hin zu denen, die die Einstichpunkte direkt mit bestimmten Indikationen in Verbindung setzten und das theoretische Rüstzeug gar nicht mehr benötigten.

Die medizinische Literatur insgesamt überschritt in ihren Themen den engen Rahmen der genannten drei Säulen freilich beträchtlich. Viele Autoren äußerten theoretische Gedanken. Zu den Heilverfahren im weiteren Sinn sind nicht nur seit der Antike die Kauterisation, heute bekannt als Moxibustion, und seit dem 16. Jahrhundert die sogenannte Schub- und Zugmassage, bekannt als Tuina-Massage, zu zählen, sondern auch ähnlich der vormodernen europäischen Tradition ein ausgefeiltes Wissen der gesunden Lebensführung, einschließlich verschiedener Atemübungen, Sportübungen und natürlich Hinweisen für den Verzehr von Speisen, u. v. m.

Kleine Schriften standen den Wißbegierigen ebenso zur Verfügung wie höchst umfangreiche Sammelwerke. So ist es verständlich, daß dieser reiche literarische Schatz der Chinesischen Medizin nicht mit einem Federstrich ad acta gelegt und aus dem kollektiven Gedächtnis gelöscht werden kann. Die Erforschung dieser Dokumente liegt noch in den Anfängen. Die oftmals von Polemik und Lagerdenken geprägte Auseinandersetzung zwischen denen, die für die Chinesische Medizin eine eigenständige Zukunft planen, einerseits, und denen, die nur noch wenige historische Restbestände in die westliche Medizin integriert sehen möchten, andererseits, hat eine nüchterne Bestandsaufnahme in der Vergangenheit eher behindert.

12. Zwei ärztliche Autoren in der Ming- und Qing-Zeit

Allzu wenige individuelle Ärzte sind aus der Geschichte der Chinesischen Medizin näher auf ihr Gedankengut und ihre Praxisführung hin untersucht worden. Das ist bedauerlich, weil damit die Geschichtsschreibung auf einer weitgehend abstrakten, theoretischen Ebene verharrt, die wir den Schriften leichter entnehmen können. Selbst Sun Simiao (581–682?), der in der chinesischen Medizingeschichte insgesamt vielleicht einflußreichste praktizierende Arzt und Autor bis in die Gegenwart nachgedruckter Rezeptwerke, ist als Person bislang schattenhaft geblieben. Seine Biographien in den zwei Dynastiegeschichten der Tang-Zeit vermitteln viele Anekdoten, aber nur wenige verläßliche Daten; über den Menschen und seinen Werdegang, seine Ansichten und seine Motive sagen sie nichts aus.[7]

Ähnliches trifft auf die zweite große Arzt- und Autorenpersönlichkeit der chinesischen Medizingeschichte, Li Shizhen (1518–1593) zu, den Verfasser der pharmazeutisch-naturhistorischen Enzyklopädie *Ben cao gang mu* (erschienen 1598). In den Beschreibungen der einzelnen Substanzen seines Werks finden sich zahlreiche Hinweise auf seine Reisen und auch persönliche Ansichten; in westlichen Sprachen fehlt dennoch eine wissenschaftlich anspruchsvolle Würdigung seiner Biographie. Schaut man auf die Geschichte der Medizin in Europa, so sind hier seit der Renaissance und mit fortschreitender Zeit immer mehr ärztliche Autoren biographisch in zunehmendem Detail bekannt. Das Ungleichgewicht zwischen der Verfügbarkeit von Lebensläufen europäischer und chinesischer Ärzte bewirkt einen ernsten Mangel in der Vergleichbarkeit der beiden Medizintraditionen.

Doch es gibt zwei Ausnahmen. Wan Quan (1500–1585?) und Xu Dachun (1693–1771) waren Ärzte und Autoren, die auch chinesischen Medizinhistorikern sicher nicht als erste in den Sinn kämen, wenn man sie nach herausragenden Repräsentanten der Chinesischen Medizin in der Ming- und Qing-Zeit fragen würde. Das macht ihre Biographien vielleicht umso aussagekräftiger, denn man mag zu Recht annehmen, daß sie trotz aller

Individualität gleichsam zwei von vielen gelehrten Ärzten der Oberschicht waren. Der Blick auf einige ihrer Aussagen läßt die konzeptuelle Vielfalt ihrer Heilkunde erahnen; zugleich wird deutlich, daß kein unüberbrückbar tiefer kultureller Graben sie von unserer Gegenwart trennt.

12.1. Wan Quan

Wan Quan wurde im Jahre 1500 geboren.[8] Sein Großvater war laut Zeugnis des Enkels ein fähiger Kinderarzt. Das mag so gewesen sein oder auch nicht. Angesichts des Fehlens jeglicher Qualitätsstandards in der Chinesischen Medizin oder gar formaler Ausbildungswege hing das Vertrauen in einen Arzt nicht zuletzt von dessen Hinweis auf eine familiäre Tradition ab. Eine Aussage aus einem antiken Klassiker, die über die gesamte Kaiserzeit als Redensart gültig blieb, verdeutlicht dies: «Wenn ein Arzt nicht in der dritten Generation praktiziert, sollte man seine Medikamente nicht einnehmen.» Folglich finden sich in Selbstdarstellungen historischer Ärzte ebenso wie in Deutschland tätiger chinesischer TCM-Praktiker entsprechende Hinweise – der Wahrheitsgehalt solcher Aussagen ist oft genug nicht nachprüfbar.

Der Vater des Wan Quan ist dagegen historisch greifbar. Er war aus einer überbevölkerten Region in einen Landstrich ausgewandert, der ein besseres Auskommen versprach. Dort gründete er eine Apotheke, in der er die Rezepturen verkaufte, die sich in seinem Familienbesitz befanden. Auch dies ist keine Seltenheit. Angesichts des sehr geringen sozialen Status berufsmäßig praktizierender Ärzte und angesichts der weit verbreiteten Zweifel an deren Fähigkeiten waren heilkundliche Grundkenntnisse, insbesondere sogenannte Erfahrungsrezepte, die sich gegen bestimmte Leiden als wirksam erwiesen hatten, in wohl allen Haushalten vorhanden. Einen Arzt zu bitten, das war nur die letzte Wahl aus Verzweiflung über die eigene Unfähigkeit, einem Verwandten zu helfen.

Wan Quans Vater hatte für den Sohn eine bessere Zukunft erhofft; eine eigene medizinische Laufbahn war nicht geplant. Dem Wunsch des Vaters entsprechend hatte sich der junge

Mann auf die von zahlreichen Vorteilen begleitete Laufbahn eines Beamten vorbereitet, die ihm dann allerdings trotz hervorragender Examensnoten, angeblich auf Grund von Verleumdungen mißgünstiger Mitbewerber, versagt blieb. Wäre er wirklich in einer ärztlichen Familientradition gestanden, so hätte es nahegelegen, daß er ortsansässig sich allmählich durch eigene Erfolge aus dem Schatten der Vorfahren heraus einen Namen gemacht hätte. Sein Ruf hätte sich verbreitet, und er wäre auch über seinen Wohnort hinaus in Anspruch genommen worden. Doch so lief es bei ihm nicht. Der Erfolg kam erst in seinem späten Leben.

Nach dem Abbruch seiner Vorbereitungen auf die Beamtenlaufbahn zwang Armut Wan Quan für eine lange Zeit auf die in der Bevölkerung verachtete Stufe von Wanderheilern. Diese Praktiker zogen in der Regel mit nur einer einzigen Arznei durch die Lande. Ihren Lebensunterhalt konnten sie nur dann verdienen, wenn es ihnen gelang, die zunächst skeptische Bevölkerung auf ihren Wegen davon zu überzeugen, daß dies genau die richtige Therapie sei für das Leiden, das sie an einem Patienten diagnostizierten. Die Redensart «Der Verkauf von Medikamenten und die Deutung des Schicksals beruhen allein auf rhetorischem Geschick» deutet an, worauf es für diese Praktiker ankam.

Die Wanderärzte besaßen Handbücher mit Hunderten festgelegter und psychologisch aus heutiger Sicht geschickt formulierter Redewendungen. Mit diesen antworteten sie auf die skeptischen Fragen und suchten sie abfällige Bemerkungen aus der Bevölkerung zu entkräften, vor die sie als Fremde hintraten. Erst wenn ein gewisses Vertrauen hergestellt war, war der eine oder andere im Kreis der Umstehenden bereit, sich in ein Gespräch mit dem fremden Heilkundigen einzulassen, das zu einer Diagnose führte und mit dem Verkauf eines passenden Medikaments endete. Wan Quan mag durch seinen Apotheker-Vater gut vorbereitet gewesen sein.

Seit der Song-Zeit ist eine zunehmend engere Verknüpfung von Pharmazie und Medizin in China belegt. Während im 13. Jahrhundert in Europa eine Initiative, die – wenn auch nie ganz erfolgreich – bis in die Gegenwart ihre Wirkung zeigt, den

Ärzten den Verkauf von Arzneimitteln untersagte, damit sie sich nicht mit der eigenen Diagnose den Absatz von Medikamenten sicherten, bürgerte sich in China die noch heute übliche Situation ein, daß Ärzte die Angestellten von Apothekern sind und damit für guten Umsatz ihrer Arbeitgeber sorgen. Verschiedene Rezeptbücher der Song-Zeit ermunterten die Bevölkerung, nicht erst zu einem Arzt, sondern nach Abgleich ihrer Beschwerden mit den Symptomenlisten in diesen Rezeptbüchern gleich in die Apotheke zu gehen und dort das entsprechende Medikament zu verlangen.

Um überhaupt an Kundschaft zu kommen, blieb vielen Ärzten gar nichts anderes übrig, als sich in die Dienste einer Apotheke zu begeben. Große Apotheken in der VR China haben nach wie vor mehrere Ärzte als Angestellte; kleine Apotheken vielleicht nur einen einzigen. Ein Anreiz, einem Patienten wenige Medikamente zu verschreiben oder vielleicht gar keine, besteht in diesen Strukturen nicht. Zugleich blieb die Trennung zwischen ärztlicher und apothekerischer Tätigkeit unscharf. Viele Apotheker leisteten sich erst gar keinen Arzt und diagnostizierten selbst. Auch heute kommt es in China vor, daß ein Krankenhaus Experten der traditionellen chinesischen Pharmazie die Diagnose und Therapie von Patienten anvertraut.

Wan Quan war kein gewöhnlicher Wanderarzt; seine Gelehrsamkeit ermöglichte es ihm, diese Berufsgruppe zu verlassen, mit eigener Apotheke seßhaft zu werden, mehrere Nebenfrauen zu haben und schließlich zahlreiche Kinder in die Welt zu setzen. Der Arztberuf konnte ein sehr einträglicher Beruf sein. Nicht selten erzählen Ärzte in ihrem biographischen Rückblick, daß sie sich heilkundliche Fähigkeiten nur deshalb aneigneten, weil die Geldforderungen der Ärzte für die Behandlung eines der Elternteile die Familie in den finanziellen Ruin getrieben hatte. Nian Xiyao (fl. 1725), zeitweilig Beamter und selbst Autor medizinischer Schriften, drückte eine offenbar weit verbreitete Ansicht so aus:

«Die Mediziner des Altertums praktizierten auf der Grundlage soliden Studiums, um der Menschheit Hilfe zu gewähren. Die Mediziner der Gegenwart sind auf der Grundlage keines Studiums nach Gewinn aus und bereichern ihre eigene Familie.»[9]

Wenn heutzutage Patienten lebensbedrohlicher Krankheiten in China nicht selten auf eine Behandlung verzichten und ihr Leben vorzeitig beenden, dann ist dies mangelndem Versicherungsschutz geschuldet. Die Alternative zum sofortigen Tod ist die langwierige Therapie, an deren Ende wahrscheinlich auch der Tod steht, aber verbunden mit einer finanziellen Tragödie der Familie. Eine lange Vergangenheit solcher Umstände hat die weniger begüterte Bevölkerung auf die heutige Situation vorbereitet.

Wan Quans Praxis konzentrierte sich auf die Kinderheilkunde und innerhalb dieses Fachs auf die wohl größte Gefährdung kindlichen Lebens, die Pocken. Nicht jede Pockenerkrankung verläuft tödlich, und nicht jede als Pockenerkrankung diagnostizierte Krankeit muß nach heutigen Kriterien eine Pockenkrankheit gewesen sein. Ungeachtet möglicher therapeutischer Fähigkeiten war es daher durchaus möglich, daß ein Teil der Patienten im Laufe oder sogar wegen der therapeutischen Bemühungen geheilt wurde. Die Grundlage der Therapien in der Chinesischen Medizin der vergangenen zwei Jahrtausende bildeten die angesprochenen Rezeptvorschriften.

Aus welchen Gründen auch immer eine Rezeptur zusammengestellt worden war, sie wurde als «Erfahrungsrezept» identifiziert, wenn sich der Zustand des behandelten Patienten während der Therapie gebessert hatte. Solche Rezepte wurden von Mund zu Mund weitergegeben; sie wurden in Familiennotizbüchern gesammelt. Laienheiler und ausgebildete Ärzte sammelten lange Listen angeblich wirksamer Rezeptvorschriften. Geschäfte gaben Rezepte ihren Kunden als Zugabe mit. Wer sein Karma-Konto guter Taten für die Nachwelt verbessern wollte, schrieb ein wirkungsvolles Rezept auf einen Zettel und heftete es irgendwo in der Öffentlichkeit an, damit alle Passanten es kopieren und damit wiederum Gutes bewirken konnten. Das war dann gelegentlich mit der Drohung versehen: «Wer das nicht weitergibt, wird selbst an der Krankheit leiden, gegen die dieses Rezept wirksam ist!»

Da freilich die wenigsten Rezepturen auch bei einer zweiten Anwendung in der Behandlung eines scheinbar gleichartigen Krankheitsfalls erneut eine Wirkung gezeigt haben mögen, wurden immer neue Rezepturen ersonnen und in den Kanon tradierter Rezeptvorschriften aufgenommen. Die mehr als 200 Rezepte in den heilkundlichen Handschriften der Mawangdui-Gräber aus dem frühen 2. Jahrhundert v. Chr. bildeten den Anfang einer Dynamik, die in den Rezeptsammlungen des Sun Simiao im 7. Jahrhundert bereits die Zahl 5300 erreicht hatte. Nur ein Jahrhundert später konnte der Arzt Wang Dao bereits 6000 Rezepturen auflisten. Im 12. Jahrhundert sammelte der Autor des *Sheng ji zong lu* 20 000 Rezepturen. Den Höhepunkt erreichte die Tradition im 15. Jahrhundert in dem Rezeptwerk *Pu ji fang* mit etwa 60 000 Rezeptvorschriften. Die pharmazeutisch-naturhistorische Enzyklopädie *Ben cao gang mu* aus dem 16. Jahrhundert verzeichnete nur noch 11 000 Rezeptvorschriften.

Die Berliner Sammlung handschriftlicher heilkundlicher chinesischer Bücher der vergangenen vier, fünf Jahrhunderte zeigt die Verbreitung von Rezeptsammlungen in privaten Händen. Etwa 400 von 1000 Bänden sind Rezeptsammlungen mit insgesamt mehr als 45 000 Rezepteinträgen. Nur ein Teil dieser großen Zahl findet sich auch in der gedruckten Literatur; viele Vorschriften wurden offenbar unterhalb der Schwelle einer gedruckten Anerkennung überliefert. Dazu zählen einerseits Rezepte, die nur einen einzigen Bestandteil nannten oder auf nur örtlich begrenzt verfügbaren Bestandteilen beruhten, andererseits auch die vielen Rezepte für den künstlichen Abbruch einer Schwangerschaft ebenso wie Rezepte zur Behandlung von Suizidpatienten, die versucht hatten, mit irgendwelchen Giften ihrem Leben ein vorzeitiges Ende zu setzen.

Ein Arzt der Ming-Dynastie, der sich als Gelehrter fühlte, konnte nun bei der Behandlung eines Kranken nicht einfach auf eine Liste von Hunderten von Rezepten, die sich angeblich einmal bei der Therapie eines ähnlich gelagerten Falls als wirksam erwiesen hatten, zurückgreifen, bei dem ersten Rezept auf der Liste anfangen und eins nach dem anderen ausprobieren, bis sich vielleicht eine Wirkung zeigte. Der Gelehrte war gelehrt, weil er eine Erklärung für die Leidenszeichen des Patienten anzubieten imstande war und angeblich auf Grund dieser theoretischen Einsicht seine Rezeptur zusammenstellte. Seit der Abfolge der Song-, Jin- und Yuan-Dynastie war der Zwang zu solcher theoretischer Erläuterung offenbar gewachsen.

Die in jener Zeit neu geschaffene Pharmakologie diente dem Ziel, das Wirken der Arzneidrogen im Körper auf eine theoretische Ebene mit der Erläuterung der Symptome des Krankseins zu stellen.[10] Pharmakologisch ihre Arzneigabe zu begründen, bot den Ärzten eine Gelegenheit, sich als Gelehrte auszuweisen. Sicher war dies auch eine Reaktion auf die Bemühungen der Song-Regierung, durch die Veröffentlichung von Symptomenlisten und den dazu passenden Rezepturen den Gang zum Arzt überflüssig zu machen. Mit dem neuen theoretischen Rüstzeug besaßen die Ärzte die Möglichkeit, darauf hinzuweisen, daß es unterschiedliche Krankheiten im Organismus gibt, die dennoch identische Symptome zeigen. Wer diese inneren Unterschiede nicht erkennt und alle Patienten mit identischen Symptomen mit identischen Rezepten behandelt, der bringe, so die neue ärztliche Argumentation, viel Unglück über die Kranken.

Wan Quan zählte zu den Ärzten, die sich auf Grund ihrer – letztlich vergeblichen – Ausbildung für die Beamtenlaufbahn als Gelehrte fühlen durften und auf die Erklärungsmodelle der theoretischen Pharmakologie zurückgriffen, um ihre Patienten oder deren Familie von ihrer Kompetenz zu überzeugen. Eine solche Überzeugungsleistung war auch deshalb unumgänglich, da der niedrige Professionalisierungsgrad der Ärzte mit einem hohen Maß an Mißtrauen der Auftraggeber einherging. Starb ein Patient, war es nicht unüblich, daß der letzte behandelnde Arzt entweder der Inkompetenz oder des Betrugs oder gar des Mordes beschuldigt wurde, alles mit entsprechend unangenehmen Konsequenzen. Ärzte mußten sich nach allen Seiten absichern, damit nicht jede lukrative Therapieleistung sich gleichzeitig als lebensbedrohliche Risikohandlung erwies. Die Absicherung erfolgte für die Wanderärzte in der sofortigen Abreise auf Nimmerwiedersehen nach einer Therapie. Die niedergelassenen Ärzte gingen anders vor. Sie erläuterten ihre Einschätzung der Situation ihren Auftraggebern im Voraus, suchten deren Einverständnis für eine Therapie und legten sich, wozu ihre Schriftkundigkeit sie befähigte, mehr oder weniger detaillierte Dokumentationen ihrer Therapien an.

Solche Fallgeschichten wurden von einigen Ärzten in Druck gegeben und zur Eigenwerbung veröffentlicht. Ein Patient, so liest man häufig, der bislang familiär erfolglos oder von anderen Ärzten falsch behandelt worden war, begibt sich schließlich zu dem Autor, der ihn heilt und die Erklärung dafür mitliefert. Solche Falldarstellungen sind aus verschiedenen Gründen aufschlußreich. Der Leser wird in dem Glauben gelassen, daß der Autor nur erfolgreiche Behandlungen durchgeführt hat. Der Leser wird zudem immer wieder darauf aufmerksam gemacht, daß die Mehrzahl der Ärzte inkompetent ist und man sich Mühe geben muß, den richtigen zu finden – eigentlich steht nur der Autor zur Verfügung.

Europäische Ärzte haben es in jahrhundertelangem Ringen schließlich vermocht, die Öffentlichkeit zu überzeugen, daß nur ein kompetenter Insider einen Kollegen angemessen bewerten kann. Um diesen Status eines Standesberufs zu erreichen, war die öffentliche Kritik unter Kollegen höchst unerwünscht, da sie doch immer wieder auf die Kompetenzgefälle innerhalb der Ärzteschaft hinweist. Auch das bis heute gültige Werbeverbot für Ärzte ist so entstanden. Nach außen ist der Eindruck zu erwecken, daß alle Ärzte, die eine bestimmte Ausbildung durchlaufen und bestimmte Examina bestanden haben, gleich fähig und gleichermaßen vertrauenswürdig sind. Nur auf dieser Grundlage hat die Gesellschaft in Europa der Ärzteschaft das Recht zugesprochen, Zweifelsfälle von Kollegen und nicht von außenstehenden Laien beurteilen zu lassen. Diese Situation konnte in China nie entstehen. Zu keiner Zeit wurde eine standardisierte Ausbildung mit Abschlußexamina als Grundlage für eine Zulassung zur ärztlichen Berufsausübung eingeführt, und zu keinem Zeitpunkt entwickelten Ärzte eine Initiative, die Gesamtgruppe von den Laien z.B. fachsprachlich abzugrenzen.

Jeder wirkte für sich selbst und war bemüht, die Kollegen als inkompetent hinzustellen.[11]

Wan Quan benötigte mindestens zwanzig Jahre, bis er auch von den Familien der Oberschicht in Anspruch genommen wurde. Er war vermutlich 58 Jahre alt, als erstmals ein hoher Beamter ihm die Behandlung seines einzigen Sohnes anvertraute. Seine therapeutischen Erfolge verschafften ihm auch fortan Zugang zu dieser Klientel. Zu dieser Zeit hatte er bereits mehrere Bücher veröffentlicht, zu kälteverursachten Leiden, Pockenleiden, Kinderheilkunde allgemein und zur Erläuterung und Therapie von Fertilitätsproblemen. Diese Schriften dienten ihm vor allem auch dazu, sein Wissen zusammenzufassen und systematisch an seine eigenen Söhne und sonstige Schüler weiterzugeben. Hervorzuheben ist, daß Wan Quan, wie so viele seiner Kollegen in der Ming- und Qing-Zeit, nicht nur das Erbe mit Rückblick auf die Klassiker der Antike verwaltete und die theoretischen Anregungen der Song-Jin-Yuan-Zeit aufnahm, sondern aus eigenen Beobachtungen zu neuen Erkenntnissen und Deutungen veranlaßt wurde. So vereinten seine Ratschläge für eine erfolgreiche «Lebenspflege» praktische mit – aus heutiger Sicht – psychologischen Aspekten, die in der klassischen Theorie der Chinesischen Medizin keine Verankerung hatten, aber nicht selten auch heute noch überzeugen und aktuell erscheinen.

Insgesamt, das sei hier abschließend und zusammenfassend angedeutet, spiegelt sich in dem Werk des Wan Quan ein Zeitgeist der späten Ming-Zeit wider, der als Höhepunkt in der theoretischen Komplexität der chinesischen Medizingeschichte anzusehen ist. Das Bemühen – man möchte heutzutage von einer «personalisierten Medizin» sprechen –, jeden Einzelfall individuell zu erläutern, führte zu Schriften, die etwa bei krampfartigen Durchfallerkrankungen keinen gemeinsamen Nenner oder gar Erreger anerkannten, sondern je nach individueller Krümmung der Erkrankten in die Form eines Gewürms, eines Hundes, einer Krähe oder sonstiger Tiere und Gegenstände eine eigene Therapie gefordert sahen. Dies stand im Gegensatz zu der langen Tradition der Sammlung von festen Rezep-

turen, die seit der Song-Zeit von Großherstellern als Fertig-
präparate hergestellt und unabhängig von Alter, Geschlecht
oder sonstigen Einzelmerkmalen der Patienten vermarktet wurden und immer noch vermarktet werden.

Nur zwei Jahrhunderte später sah ein anderer chinesischer
Arzt, Xu Dachun, die Situation sehr nüchtern. Für ihn hatte die
Chinesische Medizin ihre Inhalte verloren; er sprach von der
«verlorenen Tradition».

12.2. Xu Dachun

Im Jahre 1693 wurde in der Stadt Wujiang in der Provinz Ji-
angsu Xu Dachun in eine Familie geboren, die ihren Beamten-
und Gelehrtenstatus bis in die Song-Zeit zurückverfolgen
konnte. Xu Dachuns Großvater Xu Qiu (1636–1708) war
Landschaftsmaler, Dichter und Mitarbeiter an der offiziellen
Geschichte der Ming-Dynastie. Der Vater Xu Yanghao hatte
sich einen Namen als Experte für Bewässerungssysteme gemacht. Als Xu Dachun auf die Welt kam, war die Familie ver-
armt. Das mag der Grund dafür gewesen sein, daß der junge
Mann keine Ausbildung erhielt, die ihn zur Teilnahme an offiziellen Examina qualifizierte. Dennoch wurde er, in Fortführung
der Kenntnisse seines Vaters, ein Experte für Bewässerungs-
fragen und Flußkontrolle.

Ohne formelle Unterrichtung bildete er sich selbst in Medizin, Philosophie und Musik aus und schrieb Bücher, Aufsätze
und Gedichte. Sein Nachruhm beruhte vor allem auf seiner
Tätigkeit als Arzt. Er selbst nannte vier medizinische Werke, die
er selbst verfaßt hatte. Das waren zum einen drei Kommentare
zu dem antiken Klassiker der Diagnose *Nan jing*, dem ältesten
dokumentierten Arzneibuch Chinas *Shen nong ben cao jing* und
dem Werk des Zhang Ji, dem *Shang han lun*, in dem erstmals die
relationistische Theorie von Yin und Yang mit der Wirkung der
Arzneien im menschlichen Organismus in Zusammenhang gebracht worden war. Zum anderen hinterließ Xu Dachun ein
höchst aufschlußreiches reflektives Werk, das *Yi xue yuan liu
lun*, «Abhandlung über den Ursprung und den Fortlauf der Medizin» aus dem Jahre 1754.[12] Xu Dachuns Name war bereits zu

Lebzeiten weit über sein persönliches Umfeld hinaus bekannt. Im Jahre 1771 wurde der 78-Jährige zu medizinischen Konsultationen für einen hohen Beamten nach Peking berufen. Dort starb er.

In dem Werk des Xu Dachun ist unschwer eine konservative Grundhaltung erkennbar. Tatsächlich waren viele Angehörige seiner gesellschaftlichen Schicht mit der politischen Situation ihrer Zeit unzufrieden. China stand unter der Herrschaft einer Fremddynastie. Die Mandschuren, ein Steppen- und Reitervolk aus dem Norden, hatten im Jahre 1644 endgültig die abgewirtschaftete Dynastie der Ming überrannt. Die Ming (1368–1644) waren zwar eine chinesische Herrscherdynastie, aber sie hatten einige der «unchinesischen» Herrschaftsformen der Vorgängerdynastie der Yuan (1234–1367), das waren mongolische Fremdherrscher, fortgeführt, so daß viele Nationalisten die vergangenen fünf Jahrhunderte als Verlust der eigenen, chinesischen Identität wahrnahmen.

Die Suche der Intellektuellen nach den Ursachen für diese mißliche Situation hatte zunächst die Neuerungen des songzeitlichen Neokonfuzianismus als verantwortlich für den Niedergang Chinas ausgemacht, aber der Versuch, das wahre China in der Vergangenheit wiederzufinden, endete schließlich in der Han-Zeit, in der ersten großen Herrschaftsperiode des geeinten Kaiserreichs. Interessanterweise zeigte sich das Bemühen, die Wurzeln der eigenen Kultur wieder freizulegen, zuerst in der medizinischen Theorie und erst anschließend offen in der politischen Philosophie. Xu Dachuns Aussagen zeigen sehr deutlich, wo er die Ursachen für den Zustand Chinas sah. Die Schwächen und Probleme der Gegenwart, so führte er wiederholt aus, sind unvermeidbare Konsequenzen des Abweichens vom Pfad der Weisen des Altertums. Der pragmatische, direkte Zugang trägt zur Lösung von Problemen – in Politik wie in der Medizin – sehr viel mehr bei als der gekünstelte, übermäßig theoriegeleitete.

Xu Dachun übte heftige Kritik an den theoretischen Neuerungen seit der Song-Zeit. Das Bemühen während der Song-, Jin- und Yuan-Zeit, die Wirkung der Arzneien im menschlichen

Organismus auf der Grundlage der relationistischen Lehren von Yin-Yang und den Fünf Phasen zu erläutern, bezeichnete er als irrelevant. Ein Arzt wie Wan Quan, so ist zu vermuten, galt Xu Dachun wohl nicht als vorbildlich:

> «Die Geister derjenigen, die durch derlei Verbrechen getötet worden sind, füllen die Straßen.»

Folglich galt seine Verehrung den «Alten» als perfekte Vorbilder für alle Zukunft und dem *Huang Di nei jing* als einzigem Leitfaden für die medizinische Praxis. Schon im *Nan jing* sah er bedenkliche Abweichungen von der reinen Lehre des *Huang Di nei jing*. Ungeachtet dieser rückwärtsgewandten Sichtweise war Xu Dachun kein engstirniger, verstockter Konservativer. Das *Yi xue yuan liu lun* zeugt von großer Flexibilität, Intellektualität und auch vom Witz seines Verfassers.

Viele Aussagen des Xu Dachun dürften auch einem europäischen Leser nicht fremd erscheinen, so etwa wenn Xu Dachun die Bedeutung der Medizin betont. Mehrere Aussagen des berühmtesten songzeitlichen Philosophen Zhu Xi (1130–1200) hatten den geringen Wert berufsmäßig praktizierter Medizin aus Sicht der orthodoxen Konfuzianer beleuchtet. Über den tang-zeitlichen Arzt und Autor Sun Simiao ließ Zhu Xi verlauten:

> «Er war ein namhafter Gelehrter der Literatur. Aber da er die Medizin als Beruf ausübte, wurde er auf den Rang eines Handwerkers hinabgestuft. Wie bedauerlich!»

Insbesondere nachdem Zhu Xi die Medizin als *xiao dao* 小道, eine «minderwertige Lehre», verunglimpft und mit nicht ganz reinlichen Tätigkeiten wie der Gärtnerei gleichgesetzt hatte, fühlten sich viele chinesische Arzt-Autoren gezwungen, das Gegenteil aufzuzeigen. In den Worten des Xu Dachun lautete das so:

«Der Mensch nimmt die wichtigste Position auf Erden ein, und das Schicksal der Menschen auf Erden ist an die Medizin geknüpft.»

Hatte Zhu Xi mit seinem Verdikt die Praxis der Medizin als eine eines Edlen unwürdige Tätigkeit verurteilt, so hielt Xu Dachun dagegen:

«Wenn ein Beruf unwürdig ist, wird kein Gelehrter ihn ausüben wollen. Die Ungebildeten aber sind unfähig, sich der subtilen Lehren [der Medizin] zu bemächtigen.»

Welche Fähigkeiten, das war die Frage, kann man der Medizin zusprechen? Warum leben die Menschen unterschiedlich lang? Gibt es für jeden eine – wir würden sagen: genetisch – vorbestimmte Lebensdauer? Kann man durch bestimmte Praktiken sein Leben verlängern – vielleicht sogar grenzenlos? Xu Dachun äußerte seine Meinung stets völlig unverblümt:

«Die Lehre, das Leben zu nähren, besagt: alle Menschen auf Erden können dem Tode entgehen. Eine solche Lehre ist Unsinn! ... In dem Moment, in dem wir unser Leben erhalten, haben wir einen festgelegten Anteil an der Lebenslänge.»

Die Feinde, die den Menschen hindern, das ihm zubemessene Leben auszuleben, sind der Mensch selbst, wenn er selbstzerstörerisch lebt, und die Natur, wenn sie Bedingungen hervorbringt, die der Gesundheit abträglich sind. Die Aufgabe der Medizin ist es demnach, dem Menschen, dem Eigner der Gesundheit, dabei zu helfen, eigenverantworteten Schaden für sich selbst zu vermeiden und die schädlichen Auswirkungen der Natur zu überwinden. Folglich betonte Xu Dachun die Vorbeugung und die sinnvolle Anwendung von Therapien.

Die Frage, ob der Körper ein Selbstheilungsinteresse hat, ob also die Krankheiten vielleicht wegen oder während einer Therapie heilen, ist in China nur sehr selten angesprochen worden. Zwar haben seit der Antike chinesische Beobachter darauf hingewiesen, daß manche Krankheiten von selbst heilen, aber wir finden, im Gegensatz zu der reichen europäischen Literatur zu diesem Thema, in der chinesischen Medizinliteratur keine Diskussionen darüber, warum das so ist. Auch Xu Dachun machte sich keine Gedanken darüber, warum manche Krankheiten von selbst heilen, aber er teilte seine Beobachtungen zu diesem Phänomen mit:

> «Wenn eine Krankheit nicht mit tödlichen Leidenszuständen einhergeht, werden sich äußere Affekte allmählich zurückziehen, und die inneren Schäden werden allmählich wieder regenerieren. Sie kann von selbst heilen. ... Ich glaube: wenn ein Mensch eine Krankheit hat, gibt es solche, die ohne Therapie von selbst heilen, solche die ohne Therapie nur schwer heilen und solche, die ohne Therapie keineswegs heilen und zum Tode führen.»

Folglich muß nicht jede Krankheit behandelt werden. Häufig sind es nicht der Arzt oder die Arzneien, denen der Erfolg einer Heilung zugesprochen werden muß, sondern die Eigenart der Krankheit selbst. Ein Konzept der «Selbstheilungskräfte», wie es in Europa erdacht wurde, findet sich in der chinesischen Medizingeschichte nicht. Dennoch kritisierte Xu Dachun den noch heute in der Traditionellen Chinesischen Medizin üblichen Zwang der sofortigen Frühbehandlung eines jeden Zustands, in dem ein Mensch sich einem Arzt anvertraut.

Als habe Xu Dachun einige der irregeleiteten Auffassungen zu den Besonderheiten der Traditionellen Chinesischen Medizin im Westen im 20. Jahrhundert vorausgeahnt, sprach er zwei wichtige Fragen an. Das waren die Fragen nach der Kausalität und nach der Verortung von Kranksein. Wenn die Medizin, wie Xu Dachun forderte, dem Menschen dabei behilflich sein will, ihn vor einer selbstverschuldeten Verkürzung der ihm zugemessenen Lebenszeit zu bewahren, dann muß sie imstande sein, den Menschen die Ursachen für ihr Kranksein aufzuzeigen. Das ist schließlich der letzte Sinn der existentiellen Selbstbestimmung einer naturgesetzlich begründeten Medizin. Kranksein ist kein Ergebnis des unerforschlichen Ratschlusses einer numinosen Autorität, sondern das nachvollziehbare und darum in der Regel ausweichliche Resultat eines Verstoßes gegen bestimmte Gesetzmäßigkeiten in der Natur. Xu Dachun äußerte auch dazu eine unzweideutige Meinung:

> «Wann immer eine Krankheit beginnt, muß sie eine Ursache haben. ... Wann immer ein Mensch leidet, dann spricht man von Krankheit. Das, warum die Krankheit eingetreten ist, nennt man Ursache.»

Identische Leiden können durch unterschiedliche Ursachen hervorgerufen werden. Als Ursachen identifizierte Xu Dachun in Einklang mit der ursprünglichen Lehre des *Huang Di nei jing* die sieben Emotionen als innerliche Ursachen und die sechs Übergriffe klimatischer Einflüsse als äußere Pathogene. Innen verursachte Krankheiten nehmen ihren Anfang in den «Speichern» und «Palästen». Außen verursachte Krankheiten nehmen ihren Anfang in den Leitbahnen und Netzgefäßen.

Obschon die Chinesische Medizin so wenig Wert auf den Zusammenhang von Morphologie und Anatomie mit der Pathologie legte, findet sich bei Xu Dachun doch ein ausgeprägtes lokalistisches Denken. Das sofortige Verständnis der entsprechenden, nur ein Jahrhundert später von Europa nach China eingeführten Vorstellungen ist somit keinesfalls überraschend. Xu Dachun schrieb ein Kapitel «Über intra-abdominale Abszesse». Die Grundlage für ein interessantes Fachgespräch zu diesem Thema wäre jedenfalls gegeben gewesen, wenn er die Gelegenheit gehabt hätte, mit seinem Zeitgenossen zusammenzutreffen, dem italienischen Morphologen Giovanni Battista Morgagni (1682–1771), dem Autor des Werks *De Sedibus Et Causis Morborum* («Über die Orte und Ursachen der Krankheiten») von 1761.

Die detaillierten Aussagen des Xu Dachun zu den «intraabdominalen Abszessen» finden sich in keinem einzigen heutigen westlichen Buch zu der Traditionellen Chinesischen Medizin. Diese Literatur wird verfaßt, um die Gegensätze zwischen westlicher Medizin und Traditioneller Chinesischer Medizin zu betonen; für die Erinnerung an Gemeinsamkeiten bleibt da kein Raum. Xu Dachun schrieb:

«Im Falle von Leberabszessen tritt ein feiner Schmerz in den Flanken auf. Nach einiger Zeit erbricht der Patient Eiter und Blut. Abszesse im Dünndarm ähneln solchen im Dickdarm, sie liegen jedoch etwas höher. Blasen-Abszesse werden von Schmerzen im Unterleib begleitet, nahe der Schamhaargrenze. Sie schmerzen, wenn man die Haut berührt. Das Harnlassen bereitet Schwierigkeiten und ist schmerzhaft. ...»

Xu Dachun besaß genaue Vorstellungen vom Verlauf einer Krankheit. Eine bestimmte Ursache bewirkt die Erkrankung. Ein bestimmter Ort im Körper ist der Ausgangspunkt einer Krankheit. Es gibt Krankheiten, die statisch an einem Ort verharren, und andere, die im Organismus weitergeleitet werden:

«Manche Krankheiten werden weitergeleitet und verändern sich dabei nach festen Regeln. In anderen Fällen erfolgen Weiterleitung und Veränderung ohne feste Regeln. ... Sobald die Weiterleitung erfolgt ist, muß man primäre und sekundäre Aufenthaltsorte [untersuchen].»

Die Untersuchung orientiert sich an den Leidenszeichen:

«Der umfassende Terminus für eine Krankheit lautet ‹Krankheit›, wobei jede einzelne Krankheit mehrere Leidenszeichen haben muß. Wenn zum Beispiel die Groß-Yang [Leitbahn] von Wind geschädigt wurde, dann ist das die Krankheit. Die Abneigung gegen Wind, das Fieber, das spontane Schwitzen und der Kopfschmerz, die damit einhergehen, das sind die Leidenszeichen.»

Die Krankheit ist demnach ein theoretisch faßbares Konstrukt, das vom Arzt zu identifizieren ist. Die Krankheitszeichen sind eine Realität, die die Patienten selbst erkennen können.

«Krankheiten und deren Leidenszeichen erscheinen in unzähligen Kombinationen. Man muß den Anfang suchen und dann die Enden auseinander sortieren.»

Die Diagnose erfordert eine Erkundung, ob ein Patient eine oder mehrere Krankheiten zugleich hat, ob dafür eine oder mehrere Ursachen verantwortlich sind, welches der gegenwärtige und der frühere Ort der Krankeit ist und welcher Art die Krankheitszeichen sind. Denn für letztere gilt die Unterscheidung zwischen primären und sekundären Krankheitszeichen sowie zwischen Krankheitszeichen und einer eigenen, zweiten Krankheit. Die Therapie mehrerer Krankheiten und Leidenszeichen erfolgt daher gemeinsam oder getrennt, gleichzeitig oder nacheinander, für eine Krankheit allein ohne Rücksicht auf andere Krankheiten oder auch überhaupt nicht.

Dies sind lediglich Ausschnitte aus dem sehr inhaltsreichen Werk *Über Ursprung und Verlauf der Medizin*. Sie mögen ausreichen, den hohen Anspruch des Verfassers an seine Praxis aufzuzeigen. Seine Zeitgenossen, so urteilte er wiederholt, wurden diesem Anspruch nicht gerecht:

«Die Ärzte von heute haben die guten Methoden der Weisen völlig aufgegeben.»
«Die Überlieferung der medizinischen Lehre ist abgebrochen.»
«Die Ärzte der jüngsten Zeit wissen nicht einmal die Namen der Krankheiten.»
«In jüngster Zeit sind sowohl diejenigen, die einen Arzt auswählen, als auch diejenigen, die Medizin praktizieren, gleichermaßen ignorant.»
«Die unbegründeten Aussagen, die heute in Mode sind, sind es nicht wert, ihnen zuzuhören.»
«Ich bedauere es sehr, daß die Gelehrten es seit der Tang- und Song-Zeit versäumt haben, zum Reichtum der Medizin beizutragen. Stattdessen haben sie die Medizin als einen unwürdigen Beruf angesehen. Daher gingen die alten Überlieferungen verloren.»

Wie viele Zeitgenossen die Ansichten des Xu Dachun geteilt haben mögen, ist nicht abzuschätzen. Allerdings war er keineswegs der einzige, der sich derart abschätzig über die Qualitäten der Ärzte der Chinesischen Medizin äußerte. Die beißende Kritik an der historischen Chinesischen Medizin, die Reformer und Revolutionäre im frühen 20. Jahrhundert unter dem Eindruck der Unterlegenheit chinesischer Kultur, Wissenschaft und vor allem auch der Medizin gegenüber der Kultur, Wissenschaft und Medizin des Westens übten, wurde jedenfalls nicht erst durch diese Konfrontation ausgelöst.

Möglicherweise litt das Ansehen der Ärzte der Traditionellen Chinesischen Medizin gegen Ende der Qing-Zeit noch zusätzlich, als eine immer geringere Zahl der Kandidaten, die sich auf den Beamten-Gelehrten-Status vorbereitet hatten, dieses Ziel auch tatsächlich erreichten und – wie schon Wan Quan und unzählige andere Schicksalsgenossen – auf die praktische Medizin ausweichen mußten. Ein christlicher Missionar, der die Situation aus nächster Nähe beobachtete, schrieb:

> «Der ärztliche Beruf wird als hervorragender Kanal, man könnte auch sagen: Abwasser-Kanal, angesehen, um alle die Literaten-Kandidaten, die sich nicht für die höheren Abschlüsse qualifizieren können, abzuleiten. China wird momentan von Ärzten geradezu überschwemmt.»[13]

Als Xu Yanzuo (fl. 1895) seine Ansicht über die Mediziner seines Landes zu Papier brachte, knüpfte er an die Vergangenheit an und nahm die Worte der Kritiker aus der ersten Hälfte des 20. Jahrhunderts vorweg:

> «Selten sterben die Menschen an Krankheiten. Vielfach sterben sie an Arzneien. Die heute den [ärztlichen] Beruf praktizieren, üben sich zunächst einmal in Redegewandtheit, und damit töten sie dann die Menschen. Daß sie auf diese Weise auch noch berühmt werden, ist wirklich bedauerlich!»[14]

Teil II: Neuzeit und Gegenwart

13. Die Konfrontation mit westlicher Lebensart

Im 15. Jahrhundert sandte China maritime Flotten aus, deren Größe und Mannschaftsstärke bis in das 20. Jahrhundert einzigartig blieben. Sechzig sogenannte Schatzschiffe, *baochuan*, hatten die enorme Länge von 135 Metern mit einer Breite von bis zu 55 Metern. Die Feuerkraft jedes einzelnen dieser Schiffe war durch 24 Bronzekanonen sichergestellt. Um die insgesamt 28 000 Mann Besatzung, darunter auch Reiterstaffeln, zu transportieren und die militärisch-strategische und materielle Logistik der großen Kriegsschiffe zu gewährleisten, folgte den Schatzschiffen ein Tross von zahlreichen weiteren Dschunken, so daß mehr als 300 Schiffe unter dem Kommando von Zheng He (1371–1433) in See stachen. Handwerker, so zum Beispiel Schmiede, und Gelehrte der Astronomie und Nautik standen für die allfälligen Probleme eines maritimen Expeditionskorps zur Verfügung. Ärzte, Apotheker und Köche sorgten für das leibliche Wohl; buddhistische Mönche und muslimische Geistliche waren für das spirituelle Befinden der Mannschaften verantwortlich.

Insgesamt sieben Mal, in den Jahren 1405, 1407, 1409, 1413, 1417, 1421 und 1430 führte Zheng He seine Flotte durch das südchinesische Meer um das heutige Südvietnam herum nach Java, Sumatra, Ceylon und Indien, und weiter über Hormus im heutigen Iran bis nach Aden und Mogadischu, und schließlich, in der Region des heutigen Kenia, an die Küste des ostafrikanischen Kontinents. Wo sich die Möglichkeit ergab, kam es zu einem Warenaustausch. Die Flotte führte große Vorräte an Porzellan und Seide, Silber, Bronze und anderen Metallwaren, Tee und Kerzen mit sich, Waren also, von denen man erwartete, daß sie auch fern von China begehrt waren. Im Gegenzug trugen die Schiffe nach China begehrte Luxusgüter zurück:

Edelsteine, Perlen und Elfenbein, Gewürze wie Zimt und Pfeffer, seltene Hölzer wie Schwarzen Bambus, Arzneikräuter, aber auch lebende Exotica wie Elefanten, Löwen, Zebras, Papageien und Giraffen.

Aus Gründen, die auch heute noch unklar sind, setzten sich in der kaiserlichen Regierung Chinas in der zweiten Hälfte des 15. Jahrhunderts Kräfte durch, die keinen Sinn in diesen Expeditionen zu erkennen vermochten. Anfang des 16. Jahrhunderts wurde sogar jegliche Überseeschiffahrt verboten. Nicht nur sämtliche schriftlichen Unterlagen, die aus den weiten Reisen Zheng Hes hervorgegangen waren, wurden vernichtet, auch alle hochseetüchtigen Schiffe mußten zerstört werden. Die mannigfachen Waren und exotischen Tiere, die aus der Ferne nach China gebracht worden waren, regten kein allgemeines Interesse nach Ausdehnung des Handels oder weiteren Einfuhren an. China war fortan sich selbst genug.

Im Jahre 1793 sandte der englische König George III. (1738–1820) auf Betreiben der Britischen Ostasiengesellschaft eine Mission unter der Leitung von Lord Macartney nach China. Die Engländer hofften, den Kaiserhof in Peking dazu bewegen zu können, das große chinesische Reich für den Handel zu öffnen. Macartney reiste mit vielerlei Geschenken und wies zahlreiche, wie die Engländer glaubten, attraktive Zeugnisse der produktiven Fähigkeiten seines Landes vor. Der chinesische Hof sandte Schiffe und Fahrzeuge geschmückt mit Bannern, auf denen jedermann lesen konnte «Botschaft aus dem Land England zur Überbringung von Tributleistungen», und empfing die englische Gesandtschaft mit eindrucksvollem Zeremoniell. Dem Botschafter wurde eine persönliche Audienz beim Kaiser gewährt. Im September jedoch übermittelte ihm der chinesische Herrscher in zwei Edikten seine Ablehnung der englischen Vorschläge.

Fünfzig Jahre benötigten die Engländer, bis sich ein Grund fand, mit Gewalt China zu öffnen. Der Erste Opiumkrieg bildete den Anfang einer Kette von Agressionen. Die Ergebnisse der militärischen Auseinandersetzungen waren für die chinesische Seite zunächst beschämend, später in zunehmendem Maße de-

mütigend. Jeder Kapitulation der Verteidiger folgten Friedens-
verhandlungen, die in der Regel mit einem Diktat der Sieger
schlossen, deren Forderungen in immer stärkerem Maße die
territoriale Integrität und die politische und wirtschaftliche
Souveränität Chinas verletzten. Nachdem England den Anfang
gemacht hatte, folgte im Zweiten Opiumkrieg wenig später
Frankreich als Eindringling. Die Niederlande, Portugal und
Spanien hatten bereits früher kleine Landpartien als Kolonien
unter ihre Herrschaft gebracht, Rußland nahm sich riesige
Landstriche, die USA sicherten sich dieselben Rechte wie die
kriegführenden Europäer, die Deutschen trafen vergleichsweise
spät ein, als sie Qingdao (ehem. Tsingtao) annektierten. Die
Japaner schließlich zeigten sich von allen als gierigste Räuber.
Ihre 21 Forderungen an die junge Republik, die 1915 noch nach
Halt und Strukturen suchte, übertrafen alle Eingriffe, die von
den Europäern und den USA ausgegangen waren und nicht zuletzt dazu beigetragen hatten, daß eine zwar wechselvolle, aber
doch strukturell und kulturell einmalige Epoche chinesischer
Kaiserzeit im Jahre 1911 ihr Ende nahm.

Dies ist, in einem kurzen Abschnitt angedeutet, der tiefgrei-
fende Einschnitt in die chinesische Kulturgeschichte, der zu einer
Veränderung des Landes beitrug, die umwälzender war als jede
andere Neuordnung zuvor. Die wenigen Worte, mit denen hier
dieser Umbruch geschildert ist, vermögen nicht die Traumata
aufzuzeigen, die in dem kollektiven Bewußtsein Chinas ausgelöst wurden und die Außen- ebenso wie die Innenpolitik Chinas
seitdem bestimmen. China hätte – verständlicherweise – emo-
tional reagieren können, wie es in anderen Weltgegenden zu
beobachten ist, wo man sich ebenfalls durch westliche Kultur
und militärische Überlegenheit gedemütigt fühlt. China hätte
sich in sinnlosem Terrorismus ergehen können, um der Wut einen
Ausfluß zu ermöglichen – immer in der Hoffnung, daß es am
Ende mit seiner mehrtausendjährigen stolzen Geschichte doch
als Sieger dastehen werde. China ist einen anderen Weg gegangen, den Weg der Vernunft. In einem überaus schmerzlichen
Prozeß hat sich als kollektives Bewußtsein die Haltung durch-
gesetzt, vom Westen die Dinge zu lernen, die China selbst

fehlen, und somit die Mittel in die Hand zu bekommen, derer es bedarf, um sich mit dem Westen messen zu können.

China hat sich nicht, wie es immer wieder heißt, reformiert. China hat eine einhundert Jahre während Revolution durchlaufen, an deren Ende kaum mehr etwas so ist wie zu deren Anfang. Zuerst hatte es den Anschein, man müsse nur das Arsenal des Waffenherstellers Krupp in Deutschland aufkaufen, um Japan im Krieg von 1895 so vernichtend schlagen zu können, wie es Deutschland selbst mit diesen Waffen im Krieg 1870/71 gegen Frankreich gelungen war. Das erwies sich als Illusion; Japan fügte China eine vernichtende Niederlage zu. Allmählich setzte sich die Erkenntnis durch, daß hinter der überlegenen Technologie des Westens eine Logistik steht, die von vielen anderen Elementen westlicher Kultur und Zivilisation nicht zu trennen ist. Immer tiefer drang der chinesische Neuerungswille daher in die westliche Kultur ein, immer weitere Felder aus Wissenschaft, Logik und freilich auch der Medizin gerieten in das Blickfeld der Reformer und Revolutionäre.

Das bedeutete gleichzeitig, daß die eigene Wissenschaft in Frage gestellt und in fast jeder Hinsicht als nutzlos abgewertet wurde. Die Chinesische Medizin, an die zwei Jahrtausende lang die Erwartung geknüpft war, sie könne die Krankheiten der Chinesen heilen, wandelte sich nun zum Symptom und Symbol der Krankheit Chinas selbst. China zu heilen, das bedeutete somit für alle, denen das Wohl und die Zukunft des Landes am Herzen lagen, zuallererst die Chinesische Medizin zu heilen. Anfangs schien es einigen Autoren noch möglich, die Schwächen der eigenen Heilkunde durch Infusionen mit einigem westlichen Wissen auszugleichen. Zu Beginn des 20. Jahrhunderts setzte sich jedoch die Überzeugung durch, daß nur ein radikaler Ersatz der eigenen Tradition durch die westliche Medizin die erhoffte Heilung und Wiedererstarkung des kranken China bewirken werde.

Heilung und Wiedererstarkung waren freilich nicht nur Metaphern für die Notwendigkeit der politischen Wiederbelebung Chinas. Unter dem Einfluß des Sozialdarwinismus, der in China angesichts des Versagens der eigenen Mittel bei manchen Intellektuellen Horrorvisionen auslöste, wurde die westliche Medizin auch ganz konkret als die einzige Möglichkeit angesehen, das chinesische Volk physisch gesunden zu lassen, um den Wettbewerb mit dem Westen auch körperlich bestehen zu können.

Bereits 1895 hatte Kang Youwei (1858–1927) in seiner «Eingabe mit 10 000 Worten» die Errichtung eines modernen Gesundheitssystems gefordert – Ärzten der westlichen Medizin, so lautete seine radikale Abkehr von der Vergangenheit, sollte nicht nur die individuelle Gesundheit der Menschen, sondern gleich die Lenkung aller politischen Geschäfte anvertraut werden. Der Philosoph und Journalist Liang Qichao (1873–1929), ein weiterer Reformer der Zeit, gründete folglich eine «Medizinische Wohlfahrtsgesellschaft». Wie er dazu erläuterte, hatte ihn der schlimme Zustand der Traditionellen Chinesischen Medizin zu diesem Schritt veranlaßt. Um der Möglichkeit völliger Auslöschung zu entgehen, müsse China nicht nur seine geistige Situation verbessern, sondern insbesondere auch die körperliche Gesundheit seiner Bevölkerung stärken, und dafür sei nun einmal allein die westliche Medizin geeignet:

«Die Rettung des Volkes beginnt mit der Medizin!»[15]

In Anlehnung an Kang Youweis Ideen und damit ebenfalls in direkter Gegenrede zu dem Song-Philosophen Zhu Xi betonte Liang Qichao:

«Heutzutage ist der ärztliche Beruf weltweit der würdigste Beruf! ... Die Abfassung achtfüßiger Aufsätze dagegen der niedrigste.»[16]

Auf diesem Grundgedanken beruht die politische Linie, die sich in allen Regierungen seit den 1920er Jahren bis in die Gegenwart erhalten hat. Das ursprünglich angestrebte Ziel, mittels Verbot und Neuanfang die Situation zu bereinigen, war politisch allerdings zu keiner Zeit durchsetzbar. Stattdessen erwies sich der Kompromiß einer allmählichen Verdrängung als praktikabel. Einige markante Wegmarken dieser Entwicklung seien hier noch einmal in das Gedächtnis zurückgerufen.

14. Die Überzeugungskraft der westlichen Medizin

Vereinzelte Anregungen, sich mit der europäischen Medizin auseinanderzusetzen, hatten China bereits im 18. Jahrhundert erreicht. Detailreiche anatomische Tafeln, die der französische Pater Parennin im Auftrag des Kaisers Kangxi im Jahre 1722 angefertigt hatte, waren umgehend als unzumutbar zurückgewiesen worden, so daß das Original heute wieder in einer Bibliothek in Paris zu sehen ist. Als zu Beginn des 19. Jahrhunderts Ärzte der Holländischen Ostindiengesellschaft in Macao tätig wurden, suchten sie sogleich den Kontakt mit einheimischen Kollegen. Ein Überlegenheitsgefühl kannten sie noch nicht. Das sollte sich ab den 1830er Jahren ändern.

Zunächst revolutionierte die Entwicklung moderner Anästhesie-Verfahren die operative Technik der europäischen Medizin. Bald darauf setzten die chemischen Nachweise wirksamer pharmakologischer Bestandteile die massenweise Produktion einer verläßlich wirksamen Arzneikunde in Gang. Schließlich eröffnete die Entdeckung der Krankheitserreger die Möglichkeit, diese gezielt zur Therapie innerhalb und zur Vorbeugung außerhalb des menschlichen Organismus anzugreifen. Rudolf Virchow (1821–1902) publizierte zeitgleich sein Werk über die Zellularpathologie und eröffnete damit der Forschung die lange fehlende Synthese von morphologischen Erkenntnissen einerseits und den chemischen und physikalischen Deutungen des gesunden und kranken Lebens andererseits.

All dies spielte sich innerhalb eines halben Jahrhunderts ab. Der Abstand der modernen europäischen Medizin gegen Ende des 19. Jahrhunderts von ihrem Zustand vor den 1830er Jahren war in etwa so groß wie der der allgegenwärtigen Präsenz von iPhone und iPad und Internet heutzutage von dem Gebrauch der Schiefertafel mit Griffel und Schwämmchen in der Schule noch in den 1950er Jahren.

Der Enthusiasmus der damaligen Wissenschaft, der die gesamte Bevölkerung mit sich riß, ist heutzutage angesichts wachsender Zweifel an der umfassenden Anwendbarkeit des allein auf die Materie des menschlichen Organismus ausgerichteten chemisch-physikalischen Weltbilds der westlichen Schulmedizin kaum noch nachzuempfinden. Man muß dennoch versuchen, sich in die damalige Hochstimmung zurückzuversetzen, um die zunehmende Selbstsicherheit zu verstehen, mit der die Ärzte der westlichen Medizin weltweit und somit auch in China auftraten und auf vorwissenschaftliche, nichtwestliche Therapieformen hinabschauten. Umgekehrt wurden auch die chinesischen Beobachter von dieser Begeisterung erfaßt.

Beginnend mit den 1830er Jahren bildeten die amerikanischen und englischen christlichen Missionsgesellschaften ihre Missionare auch in Medizin aus, damit sie sich selbst das Überleben in einer häufig gesundheitsgefährdenden Umwelt außerhalb der westlichen Zivilisation sichern konnten. In China wurde rasch deutlich, daß die Anwendung ihrer medizinischen Kenntnisse an der einheimischen Bevölkerung den Missionaren größere Aufmerksamkeit und stärkeren Zulauf sicherte als die Verbreitung der christlichen Botschaft. Letztere stieß auf weitgehendes Unverständnis, erstere erschienen den Chinesen, die sich genauer mit dieser Medizin befaßten, gar nicht so fremd. Die Kleinchirurgie besaß die größte Überzeugungskraft. Die Beziehung zwischen Eingriff und Wirkung war auch dem Laien sofort offenbar.

Einige der Missionare folgten dem Wunsch chinesischer Assistenten und bildeten sie in westlicher Medizin aus oder sandten sie gar nach Japan und in die USA, um dort ein reguläres Studium zu durchlaufen. Die Rückkehrer verglichen den Stand der Medizin in diesen Ländern mit dem erbärmlichen Niveau, das die Missionshospitäler in China boten, und entfachten einen Sturm der Empörung, der die Rockefeller Foundation dazu bewog, mehrere Hospitäler in China zu finanzieren, die sich an dem Vorbild des Johns Hopkins Hospitals in Baltimore orientieren sollten. Anfang der 1920er Jahre war es dann so weit. Die moderne westliche Medizin hatte endgültig in China Eingang gefunden. Das von der Rockefeller Foundation in Peking errichtete sogenannte Union Medical College aus dem Jahre 1921 hat sich durch alle Fährnisse der vergangenen 100 Jahre bis heute den Rang des höchsten Standards bewahren können.

Die westliche Individualmedizin fand nicht nur wegen ihrer therapeutischen Erfolge rasche Aufnahme in China. Bei genauerem Hinschauen waren viele ihrer Konzepte und therapeutischen Ansätze zumindest den formell gebildeten Chinesen vertraut. Blutkreislauf, Abwehrkräfte, Krankheitserreger, die von außen den Organismus gefährden, das Maß der Mitte und andere Aspekte der westlichen Medizin fanden, großzügig gedeutet, ihre Entsprechungen wenn nicht im Zentrum, dann doch in irgendeinem Winkel der chinesischen Medizingeschichte und -theorie. Radikales Umdenken verlangte die Betonung der Morphologie und Anatomie, die analytische Naturwissenschaft und nicht zuletzt die Abkehr von der Verehrung vergangener Vorbilder und die Gewißheit, daß nur die Zukunft und damit die Forschung, die sich dem Überlieferten mit Mißtrauen nähert, ein immer wirksameres Wissen um Gesundheit und Krankheit bereit hält.

Völlig unbekannt war zudem in China bis zur Begegnung mit der westlichen Zivilisation das Konzept einer auf die, wie es damals noch in Deutschland hieß, Volksgesundheit gerichteten Gesundheitspolitik – heute spricht man nach der Perversion dieses Konzepts im Holocaust aus gutem Grund von Public Health. Im späten 18. Jahrhundert bildete sich in Europa eine politische Struktur mit Herausforderungen, die China nie kennenlernte. Die jungen Nationalstaaten Europas, die sich aus den feudalen Verhältnissen heraus bildeten, gründeten mehr oder weniger auch auf der Vorstellung von Volksgemeinschaften. Diese Volksgemeinschaften traten auf zweierlei Weise in Konkurrenz. Zum einen über die Produktivkraft ihrer Manufakturen, aus denen sich rasch die moderne Industrie entwickelte. Grundlage der Produktivkraft dieser Industrie war eine gesunde, arbeitsfähige Bevölkerung – ohne Ansehen von Stand, Einkommen, Bildung. Alle mußten kräftig und gesund sein. Die da unten sogar noch mehr als die da oben – bei täglichen Arbeitszeiten von bis zu 14 Stunden.

Die zweite Säule einer erfolgreichen Konkurrenz bildeten die Armeen. Die Kriege im Zusammenhang mit der französischen Revolution hatten die Militärstrategen vom Wert patriotischer

Gesinnung der Soldaten überzeugt. Damit verloren die bisherigen Söldnerheere ihren Sinn. Je mehr gesunde, kräftige junge Männer ein Staat aufbieten könne, so lautete nun die Argumentation, umso eher werde er einen Angriff von außen abwehren oder selbst einen solchen in ein Nachbarland erfolgreich durchführen können. Die Politik und die Medizin reagierten umgehend auf die neuen Erkenntnisse. Die Gesundheitspolitik folgte erstmals seit zwei Jahrtausenden den Ermahnungen der Ärzte, nicht nur an das Verhalten eines jeden Individuums zu appellieren, gesund zu leben, sondern auch das Umfeld der einzelnen Menschen so zu gestalten, daß es nicht länger der Gesundheit abträglich ist.

Die Idee der Volksgesundheit, oder eben Public Health, beruht auf der Erkenntnis, daß der einzelne Mensch zwar einiges für seine Gesundheit tun kann, aber in seinen Umwelt-, Arbeits- und Wohnbedingungen häufig an die Grenzen der Eigenverantwortung stößt. Hier beginnt die soziale Aufgabe, eben diese Bedingungen gesamtgesellschaftlich so zu gestalten, daß der einzelne Mensch nicht gefährdet wird. Die Gesundheitspolitik in Europa nahm hier ihren Ausgang. Gesundheit war nicht Selbstzweck dieser Politik, sondern Mittel zum Zweck. Der Zweck war die starke, weil gesunde Volksgemeinschaft, der Staat.

China hat einen solchen politischen Zwang, Gesundheit als Mittel zum Zweck des starken Staates, in dem es auf jeden einzelnen gesunden Bürger ankommt, nie gekannt. Die in den Grundgedanken der Traditionellen Chinesischen Medizin angelegte Eigenverantwortung des Individuums – «mein Schicksal liegt in meinen Händen, nicht im Himmel» – hat bis heute Bestand; sie erfuhr erst durch die Bemühungen zur Modernisierung Chinas im 20. Jahrhundert die allfällige Ergänzung.

Public Health in der Verbindung moderner Naturwissenschaft mit der Epidemiologie, einer ebenfalls bis dahin in China unbekannten Fachrichtung, erwies sich erstmals in der Bekämpfung der sogenannten Mandschurischen Pest in den Jahren 1910/11 als überzeugend wirksam. Als ganze Landstriche entvölkert waren und alle traditionellen therapeutischen und vorbeugenden Verfahren, allen voran der Exorzismus der verantwortlichen Dämonen, keine Hilfe gebracht hatten, übertrugen die chinesischen Behörden die Verantwortung einem in Groß-britannien ausgebildeten chinesischen Mikrobiologen namens Wu Lien-Teh, der auf Grund seiner chinesischen Ethnizität in seiner Heimat, der unter britischer Verwaltung stehenden Kolo-nie Malaysia, keine Anstellung in der Gesundheitsverwaltung erhalten hatte. Wu Lien-Teh wandte seine Kenntnisse im Rah-men der seinerzeitigen wissenschaftlich gerechtfertigten Seu-chenkontrollmaßnahmen konsequent an und vermochte auf diese Weise die Pestepidemie zu beenden.[17]

Es bedurfte keines deutlicheren Beweises mehr, wie das Ge-sundheitswesen Chinas in Zukunft zu gestalten sei. Als im Jahre 1914 eine Abordnung von Ärzten der Chinesischen Medizin bei dem für derlei Fragen zuständigen Minister für Erziehung, Wang Daxie, vorsprach, um die Chinesische Medizin vor dem Untergang zu bewahren, teilte er den Bittstellern unverblümt mit: «Ich habe entschieden, die Chinesische Medizin zukünftig auszulöschen und auch die Chinesischen Arzneimittel nicht mehr zu verwenden.» Als die Delegation sich darauf mit demselben Anliegen an den Innenminister wandte, wurde sie ebenfalls brüsk abgewiesen.

15. Die Meinungen der Intellektuellen und Politiker

Chen Duxiu (1879–1942) war einer der Gründer und erster Ge-neralsekretär der Kommunistischen Partei Chinas im Jahre 1921. Er entstammte einer wohlhabenden Familie, bestand noch während der Kaiserzeit die traditionellen Gelehrtenprü-fungen als Bester und wurde dennoch Reformer zunächst mit sozialdemokratischer Einstellung und schließlich Revolutionär beeinflußt von der marxistischen Lehre. Er kannte den Westen gut und studierte eine Zeitlang in Frankreich. Seine Liebe zu diesem Land endete allerdings nach dem Ende des Ersten Welt-kriegs mit einer Enttäuschung, als Frankreich die Rückgabe der ehemals deutschen Kolonien an China verhinderte und der Übertragung an Japan zustimmte. Chen Duxiu verlieh seinem uneingeschränkten Vertrauen in die westliche Wissenschaft als notwendiges Mittel zur Wiedererstarkung Chinas verschiedentlich Ausdruck, so auch im Jahre 1919 in seinem «Aufruf an die Jugend», den er in der von ihm 1915 gegründeten Zeitschrift «Neue Jugend» veröffentlichte:

«Unsere Gelehrten verstehen nichts von Wissenschaft; daher bedienen sie sich der yinyang-Zeichen und auch des Glaubens an die Fünf Wandlungsphasen, um die Welt zu verwirren und die Leute zu täuschen. ... Unsere Ärzte verstehen nichts von der Wissenschaft; sie wissen nichts von der menschlichen Anatomie und haben auch keinerlei Ahnung, wie man Heilmittel analysiert. Von bakteriellen Vergiftungen und von Infektionen haben sie noch nicht einmal gehört ... Der Gipfel ihrer wunderlichen Illusionen ist die Theorie vom Qi, die in Wirklichkeit in das Metier von berufsmäßigen Gauklern gehört und daoistischen Priestern. Wir werden dieses Qi nie erfassen, selbst wenn wir überall im Universum danach suchten. Alle diese phantasiereichen Vorstellungen und unvernünftigen Glaubensinhalte können von Grund auf durch die Naturwissenschaft korrigiert werden, denn um die Wahrheit mit der Naturwissenschaft offenzulegen, müssen wir alles mit Tatsachen belegen. Der Umfang an Wahrheit im Universum ist grenzenlos, und die produktiven Regionen im Reich der Naturwissenschaften, die auf Pionierleistungen warten, sind gewaltig. Jugend, ans Werk!»

Eine lange Reihe von Reformern und Revolutionären verschiedenster Radikalität, von Intellektuellen also und Politikern, ließe sich hier aufzählen, die die Meinung des Chen Duxiu teilten. Für viele derer, die ihre Abneigung gegenüber der Chinesischen Medizin literarisch oder dokumentarisch zum Ausdruck brachten, boten eigene, persönliche, leidvolle Erfahrungen den Ausgangspunkt. Lu Xun (1881–1936), einer der bedeutendsten und einflußreichsten Schriftsteller Chinas des 20. Jahrhunderts, verarbeitete solche autobiographische Erfahrungen in seiner Novelle «Die Arznei».

Der Sohn eines Ehepaars, das ein Teehaus betreibt, leidet an Tuberkulose. Als ein junger Mann aus derselben Stadt von einem Verwandten als Revolutionär bei den Behörden angezeigt wird, folgt der Vater des kranken Kindes einem Hinweis, von dem Scharfrichter einen in das Blut des Hingerichteten getauchten

Wecken für viel Geld zu kaufen und seinem Sohn als Allheilmittel zu verabreichen. Der Sohn stirbt dennoch. Die mit viel
versteckter Symbolik ausgestattete Erzählung ist von den Erleb-
nissen Lu Xuns in seiner eigenen Jugend beeinflußt, als er jahre-
lang für seinen kranken Vater offenbar nutzlose traditionelle
Medikamente aus einer entfernt gelegenen Apotheke abholen
oder selbst an angeblich bedeutungsvollen Orten in der Wildnis
sammeln mußte. Die Familie geriet durch die enormen Kosten in
den finanziellen Ruin, der schließlich indirekt auch noch Lu
Xun zum Abbruch seines Studiums der westlichen Medizin in
Japan zwang. Für die Chinesische Medizin konnte er nach dem
langen Martyrium seines Vaters und den Therapievorschlägen
von dessen traditionellen Ärzten keine Sympathien empfinden.
«Die Arznei» veröffentlichte er im Jahre 1919 in der Zeitschrift *Neue Jugend* als eines seiner frühesten Dichtwerke.
Deutlicher noch stellte er einen inkompetenten Arzt in seiner
nächsten Geschichte «Morgen» vor, auch ihm lastete er den
Tod eines Kindes an.

Wenig später, im Jahre 1922, drehte Zhang Shichuang unter
dem Titel «Die Liebe des Obstverkäufers» den ersten Slapstick-
Film Chinas. Damit ein Slapstick-Film die erwünschte Wirkung
auf das Publikum hat, muß ein für alle lächerlicher Charakter
im Mittelpunkt der Geschichte stehen. Zhang Shichuang wählte
einen Arzt der Chinesischen Medizin, der keine Einkünfte mehr
hat und darum die Miete für sein Geschäftslokal nicht mehr
aufbringen kann. Als ein Obstverkäufer ihn um die Hand seiner
Tochter bittet, weist er ihn mit den Worten ab, er brauche einen
Schwiegersohn, der für ihn finanziell hilfreich sei. Der junge
Mann kommt schließlich auf die Idee, den Besuchern einer Bar,
die über seinem kargen Zimmer liegt, mit einer manipulierten
Treppe alle möglichen Verletzungen beizubringen, die dann von
dem Vater seiner Auserwählten auf allerlei absurde Weise behandelt werden und das nötige Geld einbringen. Der Schwiegersohn ist nun willkommen.

Ba Jin (1904–2005) war ein Autor mit anarchistischem politi-
schem Profil, der wie Lu Xun Erinnerungen und Eindrücke aus
eigener häuslichen Vergangenheit schöpfte, um seiner Verach-

tung gegenüber der Chinesischen Medizin Ausdruck zu verleihen. Obschon seine Schriften während der Kulturrevolution in den 1960er/1970er Jahre verboten waren, zählt Ba Jin doch zu den in China meistgelesenen Schriftstellern des 20. Jahrhunderts. Der Einfluß seiner Bewertung der Vergangenheit und der Gegenwart auf unzählige Chinesen kann daher gar nicht hoch genug eingeschätzt werden.

In dem Roman «Die Familie» aus dem Jahre 1931 griff er den Konflikt auf zwischen den Kräften einerseits, die an den uralten konfuzianischen gesellschaftlichen Werten und Strukturen festhalten und dabei buchstäblich über Leichen gehen, und der jungen Generation andererseits, die sich befreien möchte von den herkömmlichen Zwängen. In seine Geschichte fügte der Autor ein vielfältiges Porträt ein der, wie er es sah, unsinnigen und letztlich hilflosen traditionellen Heilkunde und stellte eine ganze Phalanx von inkompetenten Vertretern der gelehrten Medizin ebenso wie der Volksheilkunde und Dämonenaustreiber vor, die sich um die Krankheit des starrköpfigen Familienoberhaupts kümmern sollen.

Lao She (1899–1966) war Sohn eines mandschurischen Soldaten, der in den Straßenkämpfen zu Zeiten des Boxerkriegs getötet wurde. Ungeachtet der Armut der Witwe konnte der Sohn ein Studium für den Lehrerberuf abschließen; ein College, das keine Studiengebühren verlangte, ermöglichte dies. Sein weiteres Leben führte Lao She nach Europa und in die USA. Nach der Gründung der VR China folgte er einer Einladung Zhou Enlais, in seine Heimat zurückzukehren. Während der Kulturrevolution wurde er als Reaktionär mißhandelt und entzog sich durch Freitod seinen Peinigern. In seinen Schriften schilderte er, nicht selten in satirischem Ton, Situationen in Peking in der Vergangenheit. So auch in der Geschichte «Den Enkel retten!» aus dem Jahre 1933, in der der katastrophale Ausgang einer Schwangerschaft geschildert wird. Die Jungen nehmen das Angebot der modernen Geburtshilfe im Krankenhaus nicht an und vertrauen stattdessen den abergläubischen Vorstellungen der älteren Generation. Die Botschaft des Verfassers ist unzweifelhaft: Die alten Werte sind ein fatales Hindernis für die Segnungen der modernen Wissenschaft und der aus dieser abgeleiteten Medizin.

Ye Shaojun (1894–1988), der hier als letztes Beispiel genannt sei, begann seine schriftstellerische Tätigkeit als Verfasser von Novellen im klassischen Stil, ehe er dazu beitrug, die Ausbildung der Jugend zu modernisieren. Er betätigte sich lange Zeit als Journalist und setzte sich für eine lebensnahe, allen verständliche Schriftsprache ein. Seine Schilderungen der Lebensumstände der Menschen zielten auf eine möglichst realistische Wiedergabe. In seiner Geschichte «Ein Mann muß einen Sohn haben» erzählt er von einem Jungen, dessen allzu frühen Tod er der Chinesischen Medizin anlastet. Seine Folgerung war: diese Medizin ist nicht nur nutzlos, sie ist sogar gefährlich.

Alle diese und viele weitere Verurteilungen der Chinesischen Medizin übertönten die durchaus vorhandenen Bemühungen konservativer Kreise und Ärzte, der traditionellen Heilkunde auch weiterhin Anerkennung zu sichern. Die Tatsache, daß die westliche Medizin schon von Hause aus kein Allheilmittel für alle Krankheitsepisoden ist und in der von vielen chinesischen Ärzten praktizierten Variante noch zusätzlich defizitär erschien, sicherte den Traditionalisten auch weiterhin einen starken Zulauf. Die Politik freilich mußte einen Ausweg aus dem Dilemma finden, einerseits der Modernisierung Chinas verpflichtet zu sein und andererseits die Bedürfnisse und Vorlieben der Bevölkerung nicht völlig unbeachtet zu lassen.

Zahlreiche Vorschläge, auch von medizinischen Autoren, wurden mit dem Ziel veröffentlicht, die Chinesische Medizin und die westliche Medizin in irgendeiner Weise zu verbinden. Anregungen, die Chinesische Medizin nach modernen wissenschaftlichen Kriterien neu zu bewerten, fanden Befürworter und zugleich auch vehemente Gegner, die die westliche Medizin als kolonialistische Zumutung schmähten und die chinesische Essenz in der traditionellen Medizin gewahrt sehen wollten.

Stimmen wie die von Tan Zhuang, der die Traditionelle Chinesische Medizin als «Konfuzianische Gelehrtenmedizin» mit den Werten der alten Gesellschaft identifizierte und feststellte, daß «die sogenannte reiche chinesische Essenz nichts anderes» sei, «als der gesammelte Abfall mehrerer tausend Jahre», behielten aus politischer Sicht allerdings die Oberhand. Bis in die Mitte der 1950er Jahre wurde die Chinesische Medizin in vieler Hinsicht benachteiligt. Ihren Ärzten wurde nahegelegt, die traditionelle Heilkunde der Moderne anzupassen – ein erfolgloses Unterfangen. 1954 schließlich forderte Mao Zedong einen Kurswechsel. Er legte die Verantwortung für die Modernisierung der Chinesischen Medizin in die Hände der westlich ausgebildeten Ärzte. Sie sollten die klinischen Erfahrungen ihrer Kollegen kennenlernen, den Anforderungen der modernen Medizin anpassen und schließlich Chinesische und westliche Medizin in eine wissenschaftlich legitimierte Medizin, die zugleich eine Weltmedizin werden solle, zusammenführen. Wer die Führung in dieser Verbindung innehaben sollte, daran ließ Mao keinen Zweifel, als er betonte: «Es wäre falsch, die Bedeutung der Chinesischen Medizin überzubetonen!» [18]

Gleichzeitig erkannten die chinesischen Verantwortlichen, daß es an der Zeit war, die Außenwirkung der Chinesischen Medizin zu steuern. Bereits Anfang der 1950er Jahre hatten sich nicht nur die Sowjetunion und andere Länder des sozialistischen Blocks für die Chinesische Medizin interessiert; aus Frankreich war eine Einladung an zwei alte Ärzte ergangen, in Frankreich vorzutragen. Die chinesische Seite besaß ein großes Interesse daran, der Welt einerseits eine modernisierte Chinesische Medizin, abgekoppelt von all den Irrtümern und unwissenschaftlichen Elementen der Vergangenheit, zu bieten, und andererseits diese Medizin mit einer Bezeichnung zu versehen, die den Eindruck erweckte, es handele sich um eine Kontinuität einer jahrtausendealten spezifisch chinesischen Heilkultur. Im Jahr 1955 führten diese Überlegungen zu der Einführung der englischen Bezeichnung *Traditional Chinese Medicine*, üblicherweise abgekürzt als TCM. Dieser Terminus ist allein für das Ausland geschaffen worden; im chinesischen Sprachgebrauch setzte sich fortan die Bezeichnung *zhongyi*, wörtl. «Chinesische Medizin» gegen bislang ebenfalls gebräuchliche Alternativen wie «Alte Medizin» und «Nationale Medizin» durch. Es sollte freilich noch zwanzig Jahre dauern, bis zu der Öffnung Chinas in der Reformperiode unter Deng Xiaoping, daß die Bezeichnung TCM sich weltweit als Markenname durchsetzte und zugleich das große Mißverständnis von der Gleichsetzung dieser TCM mit der vormodernen Tradition erzeugte, das in weiten Kreisen westlicher TCM-Anhänger bis heute nachwirkt.

Nur wenige Jahre später verfaßte Mao Zedong einen Brief, in dem er einen Satz schrieb, der ein zweites, langlebiges Mißverständnis einleitete: «Die Chinesische Medizin und Arzneikunde bilden ein großartiges Schatzhaus.» Diese Aussage Maos wurde lange Jahre allgemein als Ausdruck größter Wertschätzung gegenüber der Traditionellen Chinesischen Medizin zitiert. Tatsächlich hatte sie, in ihrem ursprünglichen Kontext gelesen, eine sehr viel begrenztere, wenn nicht gegenteilige Bedeutung. Der Satz findet sich in einem Brief Mao Zedongs vom 11. Oktober 1958 an Yang Shangkong, seinerzeit Vorsitzender des Allgemeinen Büros des Zentralkomitees. Mao forderte die Durchführung des Programms, Ärzte der westlichen Medizin zum Studium der traditionellen Medizin abzustellen, 70 bis 80 Ärzte in jeder Provinz, Stadt und autonomen Region sollten es sein, so daß nach zwei oder drei Jahren etwa 2000 solcher ursprünglich allein westlich ausgebildeter und nun zusätzlich in traditioneller Medizin kompetenter Ärzte vorhanden seien,

> «unter denen sicherlich einige brillante Experten auftauchen werden. … Das ist ein wichtiges Ereignis und darf nicht auf die leichte Schulter genommen werden. Die Chinesische Medizin und Arzneikunde bilden eine großartige Schatzkammer; man sollte sich alle Mühe geben, [die Schätze] auszugraben und zu heben.» [19]

Mit anderen Worten, die Geschichte der Chinesischen Medizin und Pharmazie bietet viele wertvolle Elemente, die von der westlichen Medizin aufzunehmen und dann auf das Niveau moderner Standards anzuheben sind. Der Rest, und vor allem die Praktiker der Tradition, finden hier gar keine Erwähnung mehr.

16. Die Auswahl

Die Politik der VR China gegenüber dem historischen heilkundlichen Erbe ist durch viele einzelne regulatorische Maßnahmen, Debatten und Gründungen von Institutionen gekennzeichnet.[20] Auch wenn das Land von außen und aus der Ferne betrachtet einer autoritär waltenden Regierung zu gehorchen scheint, ist doch auch deutlich, daß es innerhalb Chinas bis in die Gegenwart erhebliche Widerstände gegen die unaufhörliche Verwestlichung der Medizin gegeben hat. Ungeachtet aller Bemühungen und wechselnder Slogans mit der Aufforderung, Chinesische und westliche Medizin zu vereinen, sind die Fronten noch nicht aufgeweicht. Auf der einen Seite stehen die kompromißlosen Modernisierer, die das Trauma der Demütigung Chinas durch eine überlegene westliche Wissenschaft und Technologie noch nicht vergessen haben.

Ein Versuch in jüngerer Zeit, sich Gehör zu verschaffen und der Gegenseite kein Terrain zu überlassen, war die Veröffentlichung der Aufforderung «Gebt der Chinesischen Medizin den Abschied!» durch Zhang Gongyao am 8. September 2006. Zhang Gongyao ist Professor für Philosophie an der Zhongnan-Universität in Wuhan und publizierte seine Ansichten in der Zeitschrift *Medizin und Philosophie* im «Namen des kulturellen Fortschritts, im Namen der Wissenschaft, im Namen der Bewahrung der Artenvielfalt, und im Namen der Menschlichkeit.» Die Argumente unterschieden sich nicht wirklich von den Argumenten aus der ersten Hälfte des 20. Jahrhunderts.

Intellektuellen wie Zhang Gongyao stehen konservative Kräfte gegenüber, deren Wut Zhang nach seiner Veröffentlichung in einer hitzigen Debatte zu spüren bekam. Auch deren Argumente haben sich im Grunde seit den Anfängen vor 100 Jahren nicht verändert.

Tatsächlich, und dies ist das Entscheidende, ist die Entwicklung der Chinesischen Medizin in der VR China kein Vorgang, der in irgendeiner Weise von Ärzten oder anderen Heilkundigen vorangetrieben wird, die aus persönlicher Beobachtung am Kranken oder wissenschaftlichen Studien den Fortgang der

Kenntnisse betreiben. Die TCM ist, wie es bereits die deutsche Sinologin, Ärztin und Praktikerin der Traditionellen Chinesischen Medizin Barbara Volkmar, ausdrückte, ein «systemisches Kunstprodukt» – ein willkürlich geschaffenes System aus Ideen und Praktiken, das nicht aus einer historischen Entwicklung heraus seinen heutigen Stand erreicht hat, sondern aus dem politischen Kalkül der Verantwortlichen in der VR China.[21] Besonders deutlich wird dies an der Neuordnung der Akupunktur. Die Frage, ob es die seit zwei Jahrtausenden beschriebenen «Leitbahnen», in denen die Dämpfe (Qi) und das Blut fließen, überhaupt gibt und die Frage nach der Verortung der Einstichpunkte für die Nadeln wurden letztlich am grünen Tisch entschieden.

Einen einflußreichen Beitrag zu der Schöpfung einer «Neuen Akupunktur» leistete eine Ärztin names Zhu Lian (1909–1978). Noch unter dem Eindruck des Bürger- und Befreiungskriegs der 1940er Jahre sah sie die Akupunktur als Fortsetzung des Kampfes im individuellen Organismus. Die Terminologie ihrer Neuen Akupunktur lehnte sich daher eng an den militärischen Sprachgebrauch der Kriegszeit an. Für die Existenz der «Leitbahnen» sah sie keine Beweise. Anstatt Einstichpunkte, wie traditionell üblich, mittels feiner Leitbahnlinien graphisch zu verbinden, zeichnete sie Areale auf den Körper, die von Verbindungslinien zwischen Einstichpunkten ähnlicher Wirkungskraft umgrenzt waren und terminologisch an die Rückzugsgebiete der Kommunisten in feindlichem Umland erinnerten. Freilich, so radikal, wie Zhu Lian es vorschlug, konnte sich die Neuordnung dann doch nicht durchsetzen. Das Ergebnis war schließlich ein Verhandlungskompromiß, der seitdem seinen Eingang zunächst in die Ausbildung der Akupunkturtherapeuten in China und dann weltweit nahm.

Die «Ausgrabung und Hebung» der Schätze in der Schatzkammer der Chinesischen Medizin fand auf mehreren Ebenen statt. Von den verschiedenen Ideensystemen der Vergangenheit kam allein das relationistische Erklärungsmodell in Frage. Es war säkular und lies sich auf einen kleinen Kern von Konzepten einengen, die zwar aus moderner naturwissenschaftlicher Sicht exotisch schienen, aber doch keine direkte Beleidigung moderner Erkenntnisse darstellten. Weiter galt es, aus einer unübersehbar heterogenen Anzahl von traditionellen Heilkundigen der verschiedensten Ausbildungswege und Kompetenzen innerhalb des relationistischen Erklärungsmodells diejenigen auszuwählen, denen man eine Fortführung ärztlicher Tätigkeit auf einem anspruchsvollen Niveau zutraute. Als 1953 entsprechende Prüfungen der Kandidaten abgehalten wurden, waren die Ergebnisse ernüchternd. Nur ein kleiner Teil war den Anforderungen gewachsen. Schließlich blieb der unübersichtliche Bereich historischer Arzneikunde übrig. Mehr als 2000 natürliche oder künstlich produzierte Substanzen waren in den Arzneibüchern der Kaiserzeit in ihren Wirkungen beschrieben; in ungezählten Rezeptvorschriften sollten sie ihre Wirkung bewiesen haben. Da war viel gutes Erfahrungswissen vorhanden, das aus einem Umfeld «auszugraben und zu bergen» war, wie Mao es ausgedrückt hatte, das in dem neuen Denken keinen Sinn mehr ergab.

Rezeptvorschriften wie die folgenden, zitiert hier aus Arzneibüchern des 8. bis 16. Jahrhunderts,[22] hatten den Lauf der Jahrtausende als wirksame Erfahrungsrezepte überdauert und fielen nun der Neuordnung zum Opfer.

Speiseröhrenverschluß durch Speisen: Für die Behandlung verbrenne man im Schatten getrocknete Exkremente von Makaken-Affen zu Asche und nehme diese mit gutem Wein ein. Nach höchstens zehn Einnahmen kommt es zur Heilung.

Neigung zu Albträumen: Fülle eine Kopfstütze oder einen Schuh mit den Rückständen einer eingeäscherten menschlichen Leiche. Das beendet diese Neigung.

Rezept für die Sterilisation: 1 Quadrat-Fuß großes Stück altes Papier, hergestellt aus Seidenraupen-Eiern, wird verbrannt und die Asche zu Pulver zerrieben. Wenn eine Frau dieses mit Wein einnimmt, wird sie ihr ganzes Leben keine Kinder mehr bekommen.

Geschwüre an den Augenbrauen: Zerreibe die gerösteten Exkremente eines schwarzen Esels zu Pulver, vermische dieses mit Öl und trage das äußerlich auf. Sofort tritt die Wirkung ein.

Tumore und Warzen: Nehme mindestens zehn Spinnen von Reisblüten und setze sie auf Pfirsichzweige. Warte bis sie Spinnenfäden erzeugt haben, die nach unten hinabhängen. Nimm nur solche von der Ostseite, zwirbele sie zu dickeren Fäden und binde sie um den Tumor oder die Warze. Nach einigen Tagen wechsele man die Fäden aus. Die Tumore und Warzen fallen von selbst ab.

Chronisches Traurigsein mit Weinen, das eintritt, wenn man jemanden anderen weinen hört, oder auch spontan durch eigenes Weinen ausgelöst wird, und von selbst nicht endet: Kratze den Schmutz aus den Zähnen eines Kamms und nimm das mit Wasser ein.

Spontanes Muskelbluten: Verbrenne die Haare eines Föten zu Asche und trage diese äußerlich auf. Das wird das Bluten beenden.

Brandwunden: Der Kopf einer toten Ratte wird mit Schweineschmalz, das im 12. Monat gewonnen wurde, solange gekocht, bis er sich völlig aufgelöst hat. Das wird äußerlich aufgetragen.

Ein Kern, der auf der Lippe wächst: 1 *sheng* Schweinekot wird mit Wasser vermischt und durch Stoff geseit. Das Filtrat wird warm eingenommen.

Bettnässen: Gegen Bettnässen: man verbrenne die Spitzen von 27 Hanfschuhen zu Asche und nehme diese am 1. Tag des Neuen Jahres mit Wasser ein, das am frühen Morgen aus einer Quelle geschöpft wurde.

Weißer Ausfluß: Verbrenne Filzstoff zu Asche und nehme 2 *qian* mit Wein ein. Gegen ‹weißen Ausfluß› verwende weißen Filz; gegen ‹roten Ausfluß› verwende roten Filz.

Nasenbluten: Monatsblutung, die sich nach oben richtet.

Blutstau im Körper nach der Niederkunft: Zur Behandlung von Blutstau im Körper nach einer Geburt nehme die Frau 2 *qian* schwarzer Ruß von der Unterseite einer Pfanne vermischt mit Wein ein.

Diese Liste ist sehr kurz. Sie könnte vielfach verlängert werden. Sie enthält Beispiele von Rezepten vor allem aus dem Bereich der magischen Entsprechungslehre, aus den großen Rezeptwerken der «regulären» Chinesischen Medizin des 2. Jahrtausends. Sie konnten sich über Jahrhunderte halten, finden sich zumeist in Texten, die bis in die Gegenwart nachgedruckt werden, und sind in einigen Fällen mit der Ernennung des *Ben cao gang mu* durch die UNESCO zum Weltkulturerbe im Jahre 2012 nun auch als «Weltkulturerbe» gleichsam geadelt worden.

Auch aus dem Kernbereich der Medizin der systematischen Entsprechungen lassen sich unzählige Erklärungen und Therapieanweisungen für Krankheiten anführen, die heute keinerlei Berechtigung mehr haben. Zwei Beispiele aus der Augenheilkunde sollen hier genügen. Zunächst die Anweisung aus dem dem tang-zeitlichen Arzt Sun Simiao zugeschriebenen, tatsächlich aber wohl erst im 15./16. Jahrhundert verfaßten Klassiker der Augenheilkunde *Yin hai jing wei*, wie ein in der Chinesischen Medizin als *touzhen* bezeichnetes Leiden am Auge zu behandeln ist. In modernen medizinischen Wörterbüchern wird *touzhen* (wörtl. «unsichtbare Nadel») als *hordeolum* oder Gerstenkorn identifiziert:

«Frage: ‹Wenn eine Person unter einem kleinen Pickel am unteren Augenlid leidet – man nennt das allgemein ‹unsichtbare Nadel› –, was hat es damit auf sich?› Antwort: ‹Hier handelt es sich um Hitze-Gift in der Strahlend-Yang-Leitbahn des Magens. Die Ursache ist entweder der Genuß von zuviel Speisen heißer Natur oder einfach von zuviel Essen und Trinken. Das bewirkt, daß [das Hitze-Gift] entlang der Magen-Leitbahn aufsteigt und die Augen füllt. Folglich entwickelt sich häufig eine Gift-Läsion am unteren Augenlid oder im Augenwinkel. Man nennt das dann ‹unsichtbare Nadel›. In einem solchen Fall muß man das untere Lid nach vorne umkippen, dort einstechen und das stagnierende Blut ausspülen. Lokal wende man das ‹kühlende Pulver› an und lasse [den Patienten] das ‹Pulver, das die Röte zum Rückzug veranlaßt› und anschließend das ‹Pulver, das der Essenz den Durchfluß ermöglicht›, sowie den ‹Trank, der die Milz ausleert› einnehmen.»[23]

Das zweite Beispiel betrifft die Beobachtung, Deutung und Behandlung des «epidemisch geröteten Auges», ein Leidens, das

heutige Ophthalmologen auf Grund der geschilderten Eigenarten, wie hohe Ansteckungsgefahr, nachfolgende Immunität,
vorhersehbare Entwicklung, sowie der örtlichen Symptome
als epidemische Horn- und Bindehautentzündung identifizieren.

«Die Bezeichnung ‹epidemisch gerötetes Auge› verweist auf die Fä-
higkeit von Gift-Qi, das zwischen Himmel und Erde fließt, sich unter
den Menschen auszubreiten. Sind die Augen einer Person betroffen,
dann wird diese Person es auf die gesamte Familie übertragen.
Gleichgültig ob Erwachsene oder Kinder, alle werden einmal betroffen sein. Man nennt das ‹epidemisch gerötetes Auge›. Die [Anzei-
chen] Schwellung, Schmerz, Gefühl einer sandigen Rauheit, und damit verbunden die Schwierigkeit, das Auge zu öffnen, heilen nach
etwa fünf Tagen, da es sich um ein Fünf-Tages-Qi handelt. Folglich
endet die Krankheit dann. Behandlung: Hier ist keine Behandlung
mit Nadeln und Auswaschen [des stagnierenden Blutes] erforderlich.
Man bereitet lediglich eine Aufkochung von *huang lian* (Rhizoma
Coptidis) in Knabenurin, läßt dies über Nacht stehen und spült [die
Augen] mit der warmen Flüssigkeit fünf Mal am Tag, um das Gift-Qi
aufzulösen. Weiterhin verreibe man *hu lian* (Rhiz. Picrorhizae) und
xunlian (Rhiz. Coptidis aus dem Regierungsbezirk Xun) mit *kufan*
(Alaun; Kaliumaluminiumsulfat) und *xiong huang* (Realgar; Arsendi-
sulfid) zu einem feinen Pulver, vermische dies mit Ingwersaft und
bringe das in beide Augenwinkel. Das Übel wird als Tränen ausflie-
ßen und der Schmerz endet sofort.»[24]

Um Mißverständnissen vorzubeugen: Diese Beispiele stehen
nicht für die historische Chinesische Medizin ingesamt, sondern
dienen hier allein der möglichst nachdrücklichen Veranschau-
lichung der Tatsache, daß diese Heilkunde, wie auch die historische europäische Heilkunde, neben vielen sinnvollen Erkenntnissen und nützlichen Anweisungen nicht wenige Therapien,
Rezeptvorschriften und auch Konzepte umfaßt, die aus heutiger
Sicht in therapeutischer Anwendung nicht mehr sinnvoll, um
nicht zu sagen: absurd oder gar schädlich, erscheinen.
    Man könnte dieselbe Anzahl von Beispielen vergleichbarer
Qualität auch aus den Arznei- und Rezeptbüchern der vergan-
gen Jahrhunderte in Europa aufzeigen, aber das wäre irrelevant,

denn die überwundenen Anteile der europäischen Medizin- und Pharmaziegeschichte sind bekannt und werden von niemandem geleugnet. Die westliche Medizin lebt gleichsam davon, ihre Therapien andauernd auf den Prüfstand zu stellen und, wenn erforderlich, gegen Neues, Besseres auszutauschen. Anders steht es mit dem Mythos «Traditionelle Chinesische Medizin». Er basiert auf der Idee einer seit Jahrtausenden so vollkommen andersartigen und offenbar auch heute in ungebrochener Überlieferung anwendbaren Heilkunde. Das ist schlicht unzutreffend – die Direktive Maos, das Sinnvolle und Nützliche «auszugraben und zu bergen», traf den Punkt genau. Was das Sinnvolle und Nützliche ist, das es «auszugraben und zu bergen» gilt, darüber gehen die Ansichten freilich weit auseinander.

Die Schlußfolgerungen, die die chinesischen Verantwortlichen aus der Sichtung des heterogenen Erbes zogen, gehorchten einer langfristig wirksamen Vernunft. Die Chinesische Medizin mit einem Federstrich zu verbieten, ist weder fachlich geboten noch ökonomisch sinnvoll und auch politisch nicht durchzusetzen. Daher verfolgt die politische Linie das Ziel, als brauchbar angesehene Anteile zu übernehmen und möglichst zunehmend auf der Grundlage moderner wissenschaftlicher Einsichten zu legitimieren. Die Ausbildung der nachwachsenden Generationen chinesischer TCM-Ärzte spiegelt dies wieder.

Die jungen Leute, die gerne den Arztberuf studieren möchten, aber allein für ein TCM-Studium zugelassen wurden, da ihre Schulabschlußnoten nicht das für ein Studium der westlichen Medizin erforderliche hohe Niveau erreicht haben, werden in den Grundlagen moderner Anatomie, Pathologie und Physiologie unterrichtet und müssen sich ausgewählte Grundvorstellungen der Chinesischen Medizin aneignen. Es ist für sie recht mühsam, sich aus dem Kontext ihrer heutigen Kultur hinaus und in ein Verständnis althergebrachter Vorstellungen hinein zu finden. Für jede neue Generation junger Schulabsolventen mit iPad und iPhone, so berichten übereinstimmend Dozenten aus der VR China und aus Taiwan, ist es schwieriger, sich dieses Verständnis anzueignen; sie können mit dem Konzept Qi kaum mehr anfangen als etwa ihre Altersgenossen in der westlichen

Welt. Der kulturelle Vorteil, «Chinese zu sein» und damit leichteren Zugang zu der vormodernen chinesischen Denkwelt zu erlangen, schmilzt von Jahr zu Jahr dahin. Für die jüngsten ist diese Vergangenheit schon sehr fern und fremd.

17. Die Überraschung

1971 begleitete der US-amerikanische Journalist James Reston den Außenminister Henry Kissinger zur Vorbereitung des Besuchs des amerikanischen Präsidenten Richard Nixon nach China. Reston mußte sich einer Blinddarmoperation unterziehen und erlebte zu seinem größten Erstaunen die Behandlung seiner postoperativen Schmerzen mit einer ihm völlig unbekannten Behandlung – der Akupunktur. Er schrieb sein Erlebnis nieder; die *New York Times* veröffentlichte den Bericht am 26. Juli 1971 auf der ersten Seite. Wenig später sandte die CIA zumindest einen Agenten aus, der die militärische Nutzbarkeit dieser Anästhesiemethode, die in Wirklichkeit bestenfalls eine partielle Analgesie zu erzeugen vermag, erkunden sollte. Die Akupunktur benötigte, so schien es, keine komplizierte OP-Logistik und war daher auch im Felde fernab elektrischer Ausrüstung anwendbar.

War die Nadeltherapie bis dahin in Europa und den USA nur einem sehr kleinen Kreis von Ärzten und Heilpraktikern bekannt, so änderte sich das nun schlagartig. Ärzte und Politiker, Laien und Heilpraktiker reisten in immer größeren Scharen nach China, um sich dort über die traditionellen Heilverfahren zu informieren. Für die chinesische Seite kam diese Flut von Interessenten völlig überraschend. Wie der stellvertretende Minister für Forschung es einmal im Gespräch gegenüber dem Autor dieses Buches ausdrückte:

> «Wir können einfach nicht verstehen, wieso die Westler, die vor vielen Jahrhunderten die Renaissance und Aufklärung hatten und der Wissenschaft verpflichtet sind, sich für diese alten Dinge interessieren!»

Die Besucher aus dem Westen wurden gerne aufgenommen und in die TCM eingeweiht – wohlgemerkt, nicht in die historische Vielfalt chinesischer Heilkunde, sondern in das kleine «systemische Kunstprodukt» der *Traditional Chinese Medicine*. Das war einerseits exotisch. Die Grundkonzepte der systematischen Korrespondenz in den relationistischen Erklärungsmodellen von Yin und Yang und den Fünf Wandlungsphasen – das schien fremd und war doch einfach zu verstehen. Die wirklich schwierigen Elemente dieser Theorien kamen in der TCM nicht mehr vor, jedenfalls nicht für die Anfänger; die logischen Grundlagen waren ohnehin bereits westlichem Denken angepaßt. Die Lehren, die die Besucher aus China mit nach Hause nahmen, waren offen genug, um alle möglichen individuellen Deutungen aufzunehmen – sie eigneten sich vorzüglich, um in ihnen das Gegenteil von dem zu finden, was die Suchenden nach einer besseren Heilkunde als Makel an ihrer eigenen Schulmedizin empfanden.

Für die chinesische Seite entwickelte sich allerdings eine ambivalente Situation. Wohl keiner vermochte vorauszusehen, daß die Besucher aus dem Westen die TCM als Alternative zu der westlichen Medizin schätzten, wie weiter unten eingehender aufzuzeigen sein wird. Als sich das Mißverständnis immer deutlicher abzeichnete und die chinesische Seite erkennen mußte, daß die TCM sich im Westen in die den politischen Intentionen der chinesischen Führung entgegengesetzte Richtung entwickelte, leitete sie verschiedene Maßnahmen ein, um diesen Trend einzudämmen. Akupunkturgesellschaften wurden Kooperationen mit und Hospitationen in chinesischen Colleges und Krankenhäusern angeboten, wenn sie sich die chinesische Deutung der Akupunktur und Therapie zu eigen machten. Im Jahre 2007 lud die chinesische Regierung die Wissenschafts- und Gesundheitsminister zahlreicher Staaten ein, nach China zu kommen und dort eine *Beijing Declaration on Traditional Chinese Medicine* zu erarbeiten und zu verabschieden. Das war ein vorbereitetes Dokument, das nun im Stile chinesischer Vorstellungen den Delegierten vorgetragen wurde, diskutiert werden sollte und schließlich abgesegnet wurde.

Die Kernbotschaft, die hier den ausländischen Ministern nahegelegt wurde, lautete: «Die TCM ist eine in den biologischen Wissenschaften verankerte Medizin» und «Die Zukunft der TCM liegt in der Molekularbiologie». Damit war eindeutig ausgesprochen, daß die herkömmlichen, historischen Erklärungsmodelle der Chinesischen Medizin irgendwann einmal völlig abgelegt sein werden. Während in der Propaganda viele Lippenbekenntnisse zum historischen Wert und antikem Gedankengut der Traditionellen Chinesischen Medizin verkündet werden, hat die reale Politik immer nur eine Richtung verfolgt: die Modernisierung der TCM bis zu dem Punkt, da sie völlig in der westlichen Medizin aufgegangen ist. Dies geht Hand in Hand mit Bemühungen, aus traditionellen Rezepten hergestellte TCM-Fertigarzneien auch nach Europa exportieren zu dürfen. Auch wenn das alles unter dem Namen TCM läuft, mit der historischen Chinesischen Medizin hat das nur noch sehr wenig gemein.

18. Die kreative Rezeption im Westen

Wer sich heutzutage über die Traditionelle Chinesische Medizin informieren möchte, mag sich dem Internet als geeigneter Datenquelle anvertrauen und die entsprechenden Stichworte in eine Suchmaschine wie Google eingeben. Dort erscheinen dann Einträge wie die folgenden:

«Die asiatische Medizin, voran die traditionelle chinesische Heilkunde, zählt zu den ältesten Medizinformen der Menschheit. Bereits vor vielen Jahrtausenden erkannten weise Chinesen, daß zu allen Körperteilen bestimmte Energien fließen. Die unter der Haut gelegenen Bahnen dieser Energien werden als Meridiane bezeichnet. Wird nun dieser lebenswichtige Energiefluß an einer oder mehrerer Stellen gestört, kommt es zu gesundheitlichen Problemen. Hier sieht die chinesische Heilkunde die einzige Form einer Gesundheitsstörung, die es alleine zu therapieren gilt.»[25]

«Willkommen in einer neuen und faszinierenden Welt. Die chinesischen Behandlungsmethoden – gleichzeitig neu und über 2000 Jahre alt – sind in der Schweiz erst kürzlich zu einem aktuellen Thema geworden. Die Chinesische Medizin basiert auf der Philosophie des Taoismus und fasziniert durch ihre sanften und natürlichen Diagnose- und Behandlungsmethoden, deren Wirkung seit Jahrhunderten anerkannt wird.»

«Traditionelle Chinesische Medizin.
Die Traditionelle Chinesische Medizin, kurz TCM genannt, blickt auf eine mehr als 3000-jährige Geschichte zurück. Der Sage nach sind es die beiden Kaiser Shen nong und Huang di, die diese Medizin begründet haben. Der erstere soll die Heilpflanzen den Menschen zugänglich gemacht, der andere die Nadeln in die Medizin eingeführt haben. Die wichtigsten Grundlagen der Chinesischen Medizin sind die Lehre von Yin und Yang und den fünf Wandlungsphasen oder Elementen sowie die Lehre vom Qi, der universellen Lebenskraft und Energie.»

«Chinesische Medizin: was ist das eigentlich?
Die Chinesische Medizin (CM) ist ein etwa 6000 Jahre altes eigenständiges Heilkundesystem, das vor dem Hintergrund der daoistischen Lehre entstand. Sie durchlief im Verlaufe ihrer langen Geschichte Phasen unterschiedlicher Qualität. Immer wieder wurde der Versuch gemacht, alte Leitgedanken konkreter zu fassen, die CM systematisch zu gliedern und dabei mit neueren Entwicklungen kompatibel zu halten. In den fünfziger Jahren wurde die bis dato im Niedergang begriffene CM von der chinesischen Regierung stark gefördert und Akademien für CM gegründet. In dieser Zeit der «Revitalisierung» der CM wurde eine pragmatische Kurzversion der CM kompiliert, die aus der Tradition heraus auch klassische Texte mit einbezog.»

Den bisherigen Höhepunkt bietet ein Manager-Portal mit Informationen, die keine Frage mehr offen lassen:

«Die Wurzeln der traditionellen chinesischen Medizin lassen sich ca. 10 000 Jahre zurückverfolgen. Die schriftlich überlieferte TCM ist rund 2000 Jahre alt und noch heute gilt das «Kanonische Buch der inneren Phänomene des gelben Kaisers» als Standardwerk. Es enthält das gesamte Wissen der TCM.
Immer mehr «Schulmediziner» setzten auf eine Kombination aus westlicher und traditionell chinesischer Medizin und kommen so

auch den Wünschen und Bedürfnissen der Patienten entgegen: als eine Einheit gesehen zu werden und nicht als einzelnes Symptom und Erscheinungsbild.

Was verbirgt sich hinter TCM?
Zu verstehen ist TCM als Ganzheitsmedizin und den Menschen als Einheit von Körper-Geist und Seele zu sehen. Grundlage ist die taoistische Naturphilosophie, die konkrete Beobachtungen am Menschen und Untersuchungen im Labor.
Alle Körperteile, Organe und Funktionskreise sind miteinander durch so genannte Meridiane (Energiebahnen) verbunden. Wenn diese Energie ungehindert auf diesen Bahnen durch den Körper fließen kann, ist der Mensch in Harmonie mit sich und der Umwelt.»

Der Phantasie sind offensichtlich keine zeitlichen Grenzen gesetzt. Einige der Anbieter von Ausbildungen in der theoretischen und praktischen TCM scheinen sich in der Altersangabe der TCM überbieten zu wollen, so als sei das Alter ein wesentliches Qualitätskriterium. Der Daoismus ist attraktiver in der kollektiven Gefühlswelt derjenigen Menschen im Westen verankert, die sich für alternative Lebensentwürfe begeistern können, als der Konfuzianismus. Folglich muß die TCM dem Daoismus verbunden sein. Welche Stichworte bei dieser Klientel die größte Wirkung erzielen, das wissen chinesische Praktiker, die in den Westen kommen, in der Regel nicht. So ist es höchst unwahrscheinlich, daß in Deutschland ein Arzt oder Heilpraktiker auf die Idee käme, die Ursprünge der TCM in Verbindung mit der Dämonenheilkunde zu setzen. Anders in China. Dort ist auch heute noch die Ansicht weit verbreitet, Dämonenheilkunde, TCM und moderne Wissenschaft seien alle von Wert. So ist es nicht verwunderlich, daß eine chinesische «Heilpraktikerin und ‹Oberärztin China›, Praxis in Berlin» auf ihrer Internetseite unbekümmert ihre persönliche Vorstellung von den Anfängen der TCM bietet, die freilich den hiesigen Kenntnissen, aber auch den historischen Fakten zuwiderläuft:

«Die ersten Einflüsse auf die TCM stammen schon aus der chinesischen Frühzeit ab ca. 2600 vor Christus. Aus dieser Zeit stammen unter anderem das Orakelwesen, was beispielsweise mit dem Yijing (auch I Ging) heute auch im Westen populär geworden ist, und die Dämonenmedizin. Im chinesischen Altertum, ab ca. 1030 vor Christus, wurde die Traditionelle Chinesische Medizin vor allem von den zwei neuen philosophischen Richtungen Daoismus und Konfuzianismus beeinflusst. Beide sind noch heute Hauptansatzpunkte der TCM. In der Zhou-Dynastie (1066–256 v. u. Z) kam es zu einer bedeutenden Entwicklung der Heilkunst mit präzisen Vorstellungen vom menschlichen Körper und seinen Krankheiten.»

Die Ausbildung in der VR China ist selbst im Grundschulstadium nicht so schlecht, daß nicht jeder aufmerksame Schüler schon früh erführe, daß Konfuzius wohl kaum schon Jahrhunderte vor seiner Geburt mit seinen Lehren die TCM befruchtet haben kann und auch der Daoismus im 11. Jh. v. Chr. seine Wirkung auf die Heilkunde noch nicht zu entfalten vermochte. Folglich muß man sich fragen, welche Einstellung gegenüber den potentiellen Patienten in Berlin der chinesischen «Oberärztin» zu Aussagen wie der hier zitierten führt. Das Internet bietet immer wieder solche Beispiele; hier sei es bei diesen belassen. Auch von deutschen Ärzten werden phantasiereiche Angaben publiziert, wie das folgende Beispiel zeigt, das 2004 im *Deutschen Ärzteblatt* die Leser informierte:

«Akupunktur: Harmonisches Gleichgewicht der Kräfte. Ausgehend vom Tao, dem geheimnisvollen Ursprung des Universums, durchdringt nach alter chinesischer Vorstellung die Vitalkraft Qi als Ursprung-Qi das gesamte Weltall. Das Qi beinhaltet die Gegensatzpaare Yin und Yang. Alle Elemente des Universums sind aus zwei einander entgegengesetzten Elementen oder Prinzipien zusammengesetzt. Jedem Yin steht ein Yang gegenüber. Erst die Vereinigung aus Yin und Yang führt zur umfassenden Harmonie in einem sich ständig ändernden Ganzen.»

Ein weiteres Beispiel, ebenfalls von einem deutschen Dr. med. in das Internet gestellt, erklärt folgendes:

«Die Chinesische Medizin, eine der ältesten Medizintraditionen der Menschheit, wird seit Jahrtausenden erfolgreich eingesetzt. Es liegt ihr eine völlig schlüssige, jedoch unserem westlichen Verständnis un-

gewohnte Wissenschaftstheorie zugrunde. Die traditionelle Chinesische Medizin beruht auf dem Analogieprinzip. Das heißt, sie setzt
Lebensprozesse über Entsprechungen in Beziehung miteinander. Die
Chinesische Medizin denkt nicht linear in Ursache-Wirkungs-Zusammenhängen sondern in mehrdimensionalen Vernetzungen und
Regelkreisen. So hat sie einen erweiterten Blickwinkel und bezieht
nicht nur den objektiv zu erhebenden Befund, sondern auch das subjektive Befinden des Patienten in die Diagnose mit ein.»

Die Darstellung einer persönlichen Weltsicht ist hier nicht in
Frage zu stellen, wohl aber der Umgang mit den historischen
Tatsachen. Wo, so mag man den Verfasser dieser Zeilen fragen,
hat er sich über die historische Realität der Chinesischen Medizin informiert? Wer hat ihm berichtet, die Chinesische Medizin
denke «nicht linear in Ursache-Wirkungs-Zusammenhängen»?
Wo hat er westliche Medizin studiert und dabei gelernt, daß das
subjektive Befinden eines Patienten hier vernachlässigt oder
nicht in die Diagnose einbezogen wird? Vielleicht hat er Patienten im Sinn, wie die dem Verfasser, P. U. U., bekannte Frau, die
nach wochenlanger Durchfallerkrankung nach eingehender Untersuchung immer noch von ihrem schulmedizinisch gebildeten
Arzt hören mußte: «Ihnen fehlt nichts!» und die dann zu einer
TCM-Praktikerin ging, die die Beschwerden mit der Anwendung herkömmlicher chinesischer Deutung und Behandlung zu
heilen vermochte. Solche Fälle sind zahlreich, aber die aus ihnen
zu ziehenden Schlüsse sind andere als die pauschale Gegenüberstellung chinesischer und westlicher Medizin.

Wenn die oben zitierten Aussagen lediglich Einzelfälle wären,
bestünde kein Grund, sie hier hervorzuheben. Tatsächlich wird
sich jeder Leser mit Zugang zum Internet durch Eingabe der
entsprechenden Stichworte eine mittlerweile unüberschaubare
Vielzahl vergleichbarer Aussagen buchstäblich vor Augen führen
können. Es ist nichts dagegen einzuwenden, wenn aufmerksame
und besorgte Ärzte, Heilpraktiker und Laien die mannigfachen
Defizite der westlichen Medizin zum Anlaß nehmen, nach Mög-
lichkeiten zu suchen, diese Lücken zu füllen. Fügt man etwa die
Inhaltsverzeichnisse der *Deutschen Zeitschrift für Akupunktur*
über die Jahre hinweg zusammen, dann entsteht der Eindruck,

eine Vielzahl nicht nur internistischer Leiden müsse und könne erfolgreich mit der Nadeltherapie behandelt werden. Das mag den Handelnden so erscheinen, aber es berechtigt nicht zu der Art von grotesker Geschichtsklitterung, mit der die TCM pauschal als Alternative angepriesen wird. So zum Beispiel in den Ausführungen eines deutschen Arztes, der im Juli 2011 von dem Präsidenten der TU München stolz der Presse als Honorarprofessor vorgestellt wurde, weil «er die Traditionelle Chinesische Medizin in Deutschland entscheidend geprägt hat»[26] – ohne je einen Text im chinesischen Original gelesen zu haben oder mit der Geschichte der Chinesischen Medizin vertraut zu sein und doch «die Traditionelle Chinesische Medizin in Deutschland [so] entscheidend geprägt hat», daß Lu Xun, Ba Jin und wohl unzählige andere Chinesen, die im Laufe der Jahrhunderte von dieser Medizin eine Behandlung erhofften und eine Mißhandlung erfuhren, sie als aus einer anderen Welt kommend empfinden müßten, wenn sie denn Gelegenheit gehabt hätten, Gegenüberstellungen wie die folgende zu lesen:

> «In unserer westlichen Medizin steht das Organische, das Stoffliche im Mittelpunkt der Betrachtung. Aus der Sicht der traditionellen chinesischen Ärzte ist das Individuum – vereinfacht gesprochen – eine ‹Verdichtung von Energetischem›. Der Mensch ist das Abbild natürlicher Harmonie aufgespannt zwischen Himmel und Erde, zwischen den Polen *Yin* und *Yang*. Den chinesischen Arzt interessieren die ‹energetischen Phänomene›, die aktiven Lebensäußerungen, die Emotionen, die vitalen Körperfunktionen, weil sie ihm eventuelle Disharmonien des ‹energetischen Gefüges› des menschlichen Individuums anzeigen. Indem der traditionelle Arzt all das aufnimmt, was ihm zugänglich ist, den Menschen in seiner Ganzheit würdigt, ergibt es sich auch, daß die Spaltung des Individuums in Psyche und Soma gegenstandslos wird.»[27]

Und so weiter und so fort. In welcher Weise sich die «Verdichtung des Energetischen» auf die Bildung und angemessene Behandlung des Gerstenkorns oder des Gebärmutterhalskrebs bei einer Schwangeren auswirkt, das erfahren wir hier freilich nicht. Wie, so möchte man fragen, konnte es in einer Zeit, die wie in der Geschichte nie zuvor den Zugang zu Informationen erlaubt, zu dieser Vernachlässigung der historischen Gegebenheiten kommen?

Die Anfänge der Mythen- und Legendenbildung liegen zum einen in der ersten Hälfte des 20. Jahrhunderts, als ein Franzose namens Georges Soulié (1878–1955), der sich selbst mit einer Namensänderung zu George Soulié de Morant in den Adelsstand erhoben hatte, ein zunächst in Frankreich und dann in der gesamten westlichen Welt einflußreiches Buch *L'Acuponcture Chinoise* verfaßte, und dann wieder in den 1970er Jahren, als China unerwartet seine Grenzen öffnete und eben auch seine *Traditional Chinese Medicine* einer staunenden Weltöffentlichkeit präsentierte.

Soulié de Morants Buch war eine gewaltige Leistung. Wo er sich all seine Kenntnisse der Chinesischen Medizin angeeignet hatte, bleibt unklar – in China, wo er einige Jahre verbrachte, wahrscheinlich nicht.[28] Soulié de Morant besaß gute Chinesisch-Kenntnisse, aber über die historische Chinesische Medizin wußte er dennoch nicht gut Bescheid. Zwei Facetten seiner Schriften haben ihn überdauert und sind in den allgemeinen Sprachgebrauch im Westen eingeflossen – sie haben die Traditionelle Chinesische Medizin auch in Deutschland ebenfalls «entscheidend geprägt» und dem chinesischen Original entfremdet.

Zum einen benannte er die inneren Leitbahnen, in denen nach antiker chinesischer Auffassung die Dämpfe und das Blut fließen, als «Meridiane». Das lag nahe, da er die chinesischen Figurenzeichnungen der Akupunktur gesehen hatte, auf denen die internen Leitbahnen auf der Außenseite des menschlichen Körpers wie die Meridiane auf dem Globus aufgezeichnet sind. Die Bezeichnung «Meridiane» ist völlig unangebracht, aber sie hat sich fest eingebürgert.

Die zweite, weitaus problematischere Erbschaft, die von Soulié de Morant in die Akupunktur und darüber hinaus in die TCM Eingang gefunden hat, ist die Definition des Konzepts Qi als «Energie». Ein Konzept einer «Energie» – im strengen physikalischen oder im weiteren umgangssprachlichen Sinn – ist nirgendwo in der chinesischen medizinischen Theorie zu erkennen. Viele Bedeutungen sind im Laufe der Zeit mit «Qi» assoziiert worden, aber Qi mit «Energie» gleichzusetzen, das ist eine europäische Projektion, die freilich in China gerne angenommen wurde, ließ sie die TCM doch als in moderner Wissenschaft verankert erscheinen. Die Deutung von Qi als Energie und der TCM als «energetisch» blieb freilich so lange nur einem kleinen Kreis Eingeweihter vor allem in Frankreich vorbehalten, bis in den 1970er Jahren zwei Entwicklungen zusammen trafen: zum einen die Energiekrise und zeitgleich die Öffnung Chinas.

Die Öffnung Chinas nach dem Besuch des US-Präsidenten Nixon im Jahre 1972 kam für westliche Beobachter unerwartet. Hinter den Kulissen hatte Kissinger die Vorbereitungen schon viele Monate zuvor betrieben, aber die breite Öffentlichkeit war nicht eingeweiht. Als dann der Bericht in der *New York Times* die Erlebnisse des Journalisten James Reston auf der ersten Seite veröffentlichte, sandte die US-Regierung kurz darauf ein Ärzteteam nach China, weitere private Interessenten folgten. Diejenigen, die als erste vor Ort waren, dort die Chinesen befragten, die ihnen offiziell als Gesprächspartner vorgestellt wurden, von diesen die offizielle Lesart, was Akupunktur und TCM sei, erfuhren und anschließend in den USA und bald darauf auch in Europa von Akupunktur und TCM berichteten, besaßen keine Chinesisch-Kenntnisse, wußten nichts über die Geschichte der Heilkunde in China und waren auch nie längere Zeit Zeugen realer chinesischer medizinischer Praxis gewesen.

Dieselbe Charakterisierung trifft auch auf die ersten Bestseller-Autoren zu, deren Schriften ganz wesentlich das Bild der TCM im Westen formten – allen voran der amerikanische Autor Ted Kaptchuk. Kaptchuk, heute Professor mit Forschungsschwerpunkt Placebo-Wirkungen an der Harvard-Universität, schrieb den ersten Bestseller über TCM unter dem Titel *The Web That Has No Weaver*. Kausalität, so stellte der Autor in der Einleitung fest, ist von nachgeordneter Bedeutung in der Chinesischen Medizin – die Vernetzungs- und Gleichzeitigkeitsidee ist viel wichtiger und macht das Besondere an der *Chinese Medicine* aus. Das ist zwar historisch unzutreffend, fiel aber im Westen auf aufnahmebereiten Boden. Die Bedeutung etwa der

grundlegenden Monographie des Chen Yan aus dem 12. Jahrhundert über «Rezeptvorschriften geordnet nach den drei Ursachen, die allen Krankheiten zu Grunde liegen» fand hier ebenso wenig Beachtung wie die Aussagen zahlreicher Ärzte, z. B.
auch des Xu Dachun, über die Bedeutung der Kausalität des
Krankseins. Kaptchuk hatte in seinem Buch Ausführungen eines
Freundes übernommen,[29] der sich länger mit dem Thema befaßt
hatte und den Zeitgeist traf.

Das Buch kam zur rechten Zeit, als ein wachsender Teil vor
allem junger Leute in den USA und Europa auf der Suche nach
einer neuen Ganzheitlichkeit von Ideen einer allgemeinen Ver-
netzung aller Phänomene eingenommen war. Kaptchuk wies die
direkte Deutung von Qi als Energie zurück; er bevorzugte eine
Deutung als «einen Zustand zwischen Energie und Materie» –
was immer das konkret bedeuten mag.[30] Doch die Saat des
Soulié de Morant war bereits aufgegangen. Die TCM wurde zunehmend als eine Heilkunde vermarktet, die die energetischen
Ursachen des Krankseins im menschlichen Organismus in den
Vordergrund stellt. Die von den Energiekrisen ausgelösten
Ängste der 1970er Jahre fanden hier ihre medizintheoretische
Lösung. Mittlerweile finden auch solche chinesische Praktiker
ein Publikum in Deutschland, die die Verwendung antiker exorzistischer Talismane «zur Reinigung von Giftstoffbelastungen
des Körpers und der Umgebung» und «zum Auflösen von Ne-
gativenergien in Nahrungsmitteln und Getränken» lehren.

Einen deutschen Beitrag zu der kreativen Rezeption der
Chinesischen Medizin konnte gleich zu Beginn des westlichen
Interesses an dieser unbekannten Heilkunde für geraume Zeit
auch ein Münchener Universitätsprofessor für Sinologie, Manfred Porkert, leisten. Ausgestattet nach einem Studium der
chinesischen Kultur in Paris mit hervorragenden Chinesisch-
Kenntnissen, fehlte ihm doch die Zeit, sich etwas ausführlicher
mit der Geschichte der Chinesischen Medizin auseinanderzusetzen. Seine Begeisterung für diese Heilkunde führte ihn allzu
schnell dazu, der TCM einige Eigenarten zuzusprechen, die
durch die historischen Fakten nicht oder bestenfalls marginal
legitimiert sind.

Um seiner Überzeugung Ausdruck zu verleihen, daß die chinesische medizinische Terminologie mindestens genau so exakt sei wie die Fachterminologie der westlichen Medizin, übertrug er seine Deutungen der antiken chinesischen Bezeichnungen in Termini, die er aus lateinischen und griechischen Übersetzungen der angeblichen Bedeutungen der chinesischen Termini ableitete. Einige wenige Beispiele mögen dies verdeutlichen. Die Einstichlöcher, *xue* 穴, für die Akupunktur (wörtl. «Höhle») bezeichnete er als *foramina*; lagen sie auf den Netzleitbahnen, so waren es *foramina nexoria*. Die Langzeitspeicher *zang* deutete er als «Funktionskreise» und gab ihnen die lateinische Bezeichnung *orbis*. Aus *zang xiang* 藏象, dem «von außen wahrnehmbaren Abbild des Zustands der körperinneren Langzeitspeicher», wurde in diesem sehr anspruchsvollen terminologischen System die Orbisikonographie. Das «Besucher-Qi», *ke qi* 客气, hieß folgerichtig *Ch'i deversans*. Das hatte Folgen.

Die umgangssprachlichen Bilder, die für das Verständnis der Verhaftung der antiken chinesischen Medizin in ihrem politisch-strukturellen Kontext so wichtig sind, verschwanden in für die meisten seiner Leser abstrakten Worten. Porkert leistete damit einen wesentlichen Beitrag zu der Entfremdung der Chinesischen Medizin aus ihrem ursprünglichen kulturellen Umfeld. Zum zweiten trug er auch, auf Grund einer mangelnden Einsicht in die metaphorische Bedeutung der ursprünglichen Terminologie, zu fehlerhaften Deutungen bei, so etwa, als er das Yin-Yang-Paar der Truppenlager- und Wächter-Qi als statische und mobile Schutz-Qi in menschlichen Organismen nicht erkannte und statt dessen als *Ch'i constructivum*, zu deutsch: «Bau-Energie», und *Ch'i defensivum*, zu deutsch: «Wehr-Energie», identifizierte.[31]

Ernster noch war die Deutung von *xie qi* 邪气, wörtlich «Übel-Qi», als *Ch'i heteropathicum*. Anstelle der wörtlichen Übertragung von *xie qi* ins Englische als *evil qi* haben Autoren im englischen Sprachraum in Anlehnung an Porkerts Deutung den Terminus *heteropathic qi* in ihre TCM-Terminologie eingeführt. Damit geht das gesamte Bedeutungsumfeld des chinesischen Originalbegriffs verloren, dessen Sinn sich erst durch die

Gegenüberstellung von *xie*, «übel, heterodox, falsch, irrig, verderbt», und *zheng*, «richtig, orthodox, rechtmäßig, gerecht» erschließt. Die Antipoden *Ch'i heteropathicum* und *Ch'i orthopathicum* vermitteln wohl kaum einem Leser die Einbettung der chinesischen Physiologie und Pathologie in eine weitgespannte Dichotomie moralischer Kategorien.

Statt einer angeblich in der westlichen Medizin dominanten deduktiven Vorgehensweise sprach Porkert den chinesischen Medizintheoretikern eine «induktiv-synthetische» Methodik zu. Zwar gab es einigen Widerspruch gegen solch pauschalisierende Aussagen Porkerts wie «die wissenschaftliche Medizin des Westens basiert ausschließlich auf dem kausalanalytischen Erkenntnismodus, die wissenschaftliche chinesische Medizin auf dem induktivsynthetischen Erkenntnismodus»,[32] doch die Begeisterung für die TCM forderte Schwarz-Weiß-Gegensätze. Die vielen Überlappungen und die überaus beeindruckende Vielfalt chinesischer theoretischer Ansätze blieben seitdem in vielen Diskussionen außen vor. Die generelle Gleichsetzung der Chinesischen Medizin mit irgendwelchen Eigenschaften hatte Vorrang.

In der Kommunikation mit dem Herkunftsland der Akupunktur und TCM bildete die lateinische Fachterminologie eine allzu hohe Hürde, sie blieb daher auf eine Randgruppe von TCM-Praktikern beschränkt, die den Lehren Porkerts weiterhin anhängen, seine *Predigten* lesen und damit den Hinweis auf die Sektenbildung in der TCM erlauben.[33]

Man mag Verständnis dafür haben, daß ein deutscher Arzt und Autor die materielle Fokussierung der Schulmedizin für nicht ausreichend hält, um den Anforderungen seiner Praxis gerecht zu werden. Das lehren etwa die Anthroposophen schon seit 100 Jahren. Es ist auch gar nichts dagegen zu sagen, aus der chinesischen Medizingeschichte vorwissenschaftliche Anregungen zu entnehmen, diese mit heutigen Erkenntnissen in einer neuen Theorie von Physiologie und Pathologie zu vereinen und die so geschaffene neue Heilkunde dann etwa mit dem Namen «Energiemedizin» zu belegen. Es ist aber illegitim, diese Präferenzen auf die Chinesische Medizin insgesamt zu projizieren und vorzugeben, hier stehe eine homogene, überlegene Heilkultur Chinas der ebenso homogenen, aber unzureichenden Medizin des Westens gegenüber.

Nicht zuletzt sei angesichts dieser Zusprechung auch die Frage erlaubt, wieso keinerlei Evidenz dafür besteht, daß die chinesische Bevölkerung vor der Begegnung mit der westlichen Medizinkultur gesünder war und länger lebte als ihre weniger privilegierten europäischen Zeitgenossen, und warum die chinesische Bevölkerung, die doch mit der traditionellen Kultur Chinas und somit auch den angeblichen Vorteilen der in dieser Kultur verankerten Medizin vertrauter sein müßte, als es die Europäer je sein können, sich dennoch so eilfertig der westlichen Medizin mit all ihren Defiziten anvertraute und ungeachtet zahlreicher Weckrufe aus dem Westen auch weiterhin anvertraut?

Abgelöst von der historischen Realität ist die TCM im Westen in vieler Hinsicht ein Glaubenssystem unterschiedlicher Exegetik geworden. Wenn ein Schweizer Bürger in einem Internetforum seiner Meinung Ausdruck verleiht, daß es Realitäten gibt, die mit den wissenschaftlichen Ansätzen nicht zu erfassen sind, dann bietet er, wie so viele andere auch, seine persönliche Auslegung der Geschichte und entzieht, wie es für religiöse Systeme üblich ist, die TCM jeglicher Überprüfbarkeit:

> Die akademische Bewertung aus einer rein rationalen Perspektive wird der TCM nicht gerecht. Diese Heilkunde basiert auf einer ganz anderen Philosophie und hat einen völlig verschiedenen Realitätsbegriff, der neben dem intellektuellen Verstand auch Intuition, Emotionen und Instinkt einschliesst. Gerade das Konzept der frei fliessenden Energie Qi als Grundlage für Gesundheit lässt sich mit westlicher Wissenschaft nicht nachweisen.

Die Anhänger der verschiedenen Auslegungen bringen ihre Weltanschauung und Vorlieben jeweils auf Grund persönlicher Zufälle der Begegnung mit Anregungen und Ausbildungsinhalten ein. Das Spektrum ist breit. Am einen Ende stehen Gruppierungen, die die «Auswahl»-Politik der VR China heftig kritisieren, die Nichtbeachtung zahlreicher historischer Konzepte als

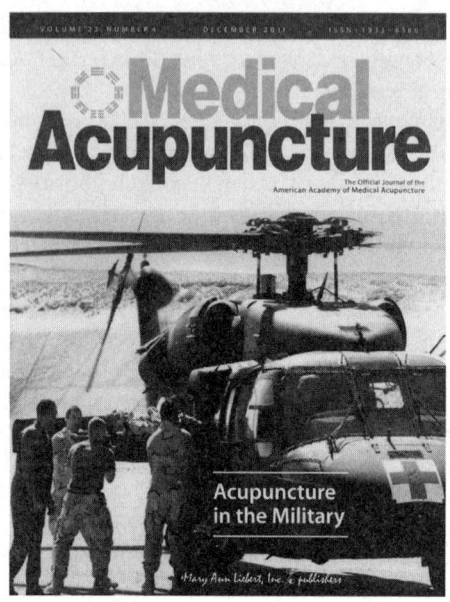

großen Verlust betrachten und eine Zusammenführung mit der modernen Medizin nicht für sinnvoll erachten. Am anderen Ende stehen Ärzte, die eine Verbindung gegenwärtiger neuro-anatomischer Deutungen des Schmerz, des Organversagens und psychischer Störungen mit antiken chinesischen Vorstellungen des Qi-Kreislaufs und der Organfunktionen in Verbindung bringen, um in Kampfhandlungen körperlich und seelisch trauma-tisierte Soldaten mit Hilfe von Ohr- und Schädelakupunktur und klassischer Leitbahntheorie zu behandeln.

Verläßliche Kriterien gibt es nicht, nach denen die eine Schul-meinung gegenüber der anderen bewertet werden könnte. Eine Institution, die die zahlreichen TCM-Strömungen in ein großes gemeinsames Flußbett leiten könnte, das den Namen Traditio-nelle Chinesische Medizin verdient, ist nicht in Sicht. Manche Schulen gehen Koalitionen ein; andere schotten sich ab im Be-wußtsein des alleinigen Besitzes einer wahren, «klassischen» oder «kanonischen» Chinesischen Medizin.

19. Die Versachlichung der Diskussion.
Chance und Herausforderung

Diese Situation hat freilich ihre positiven Seiten. Wohl nie zuvor hat es eine Zeit solch ausgeprägter Therapiefreiheit gegeben wie heute. Noch nie zuvor hat es die Möglichkeit eines solch vielfältigen Wettbewerbs der Angebote um die Gunst des Publikums gegeben. Es fehlt allerdings eine sachliche Auseinandersetzung, die definiert, welche Grundwerte in einer neuen Struktur des Gesundheitswesens gültig sein sollten. Grundlage einer solchen Auseinandersetzung kann nur die Anerkennung des Gegebenen sein. Als gegeben sind zum einen die Ängste und Zuversichten derjenigen zu akzeptieren, die ihre gesundheitlichen Probleme nicht allein durch die modernen biologischen Naturwissenschaften und mittels neuester diagnostischer und therapeutischer Technologie und pharmazeutischer Chemie behandelt sehen möchten. Die in manchen Printmedien wiederholt publizierten Sticheleien oder gar Polemiken gegen die wissenschaftlich nicht legitimierten und auch wissenschaftlich nicht legitimierbaren Aussagen und Therapieversprechen der Chinesischen Medizin und anderer «alternativer» Heilverfahren laufen ins Leere. Sie werfen zugleich eine grundsätzliche Frage auf.

Wie ist es zu rechtfertigen, im 21. Jahrhundert angesichts einer kulturell und weltanschaulich zunehmend heterogenen Bevölkerung ausgerechnet im sensibelsten Bereich menschlicher Existenz, das ist die Begegnung mit Kranksein, Behinderung und der Gefahr frühen Todes, zu verlangen, daß die Menschen ihre Emotionen ablegen und sich in ihrem Leiden durch kalte und, wie wir alle wissen, nicht selten manipulierte Statistiken von der Wirksamkeit irgendwelcher Chemikalien im Organismus leiten lassen? Von welch starrer Weltsicht gehen diejenigen aus, die sich über die Ängste und Hoffnungen des Teils der Bevölkerung hinwegsetzen, der sich, aus welchen Beweggründen auch immer, von der biochemisch, biophysikalisch und technologisch dominierten Medizin nicht ausreichend versorgt sieht? Hier spielen psychologische ebenso wie weltanschauliche Gegebenheiten in der jeweils individuellen Reaktion auf körperliches und seelisches Leiden mit, die mit dem Hinweis auf die Zahlenreihen der Biostatistiker nicht ausreichend in Betracht gezogen werden.

In Anerkennung der Gegebenheiten wird man freilich auch die Einsicht einfordern können, daß jegliches Bemühen, eine auch weiterhin in der antiken chinesischen Kultur verankerte Traditionelle Chinesische Medizin hier zu pflegen und in die Zukunft zu übertragen, eine Illusion ist. Schon die Sterilisation von Akupunkturnadeln ist ein Akt der Entfremdung dieser Heilkunde aus ihrem kulturellen Kontext und eine Einbeziehung in die moderne Heilkunde. Wenn jemand vorgibt, die «wahre, kanonische» Akupunktur anzuwenden, dann wird er dennoch nicht die unsauberen Nadeln aus speckigen Leder- oder Stoffetuis seinen Patienten zumuten, wie dies noch bis vor wenigen Jahrzehnten in China außerhalb der modernen Hospitäler üblich war.

Die in den antiken medizinischen Klassikern dokumentierte chinesische Medizin verdankt ihre Sicht auf Kranksein und Gesundheit des menschlichen Organismus den Soziallehren und dem kulturellen und gesellschaftlichen Umfeld ihrer Schöpfer. Dieses Umfeld ist in der Geschichte längst verblaßt; vieles in der antiken chinesischen Medizin hat daher seinen Sinn verloren. Das ist schon einer der Gründe, warum es für heutige junge Chinesen so schwierig ist, die antiken Vorstellungen in ihre eigene Lebenswirklichkeit zu übertragen. Letztlich bleibt ihnen, wenn sie sich dennoch bemühen, nur die mechanische Anwendung der alten Konzepte übrig. Für die Anwender in westlichen Ländern kommt eine zusätzliche Barriere hinzu: die Sprache und die Notwendigkeit der Übersetzung der entsprechenden Terminologie.

Schon ein einfaches Beispiel zeigt auf, wie Übersetzung, auch wenn sie noch so gekonnt und philologisch gerechtfertigt ist, doch unweigerlich dazu beiträgt, die Inhalte aus ihrem Kontext zu entfremden. In antiken Texten ist, wie eingangs dieses Buches ausgeführt, die medizinische «Behandlung», «Therapie» und auch «Heilung» zumeist mit dem Terminus *zhi* bezeichnet. Das entsprechende Schriftzeichen verwies ursprünglich auf die

«Ordnung der Bewässerung» und wurde dann im übertragenen Sinne für die ordentliche Durchführung und für das «Ordnen» in unterschiedlichen Bereichen des Lebens verwendet, hauptsächlich für das Ordnen der politischen Angelegenheiten und eben auch für das Ordnen des Körpers in gesunden und kranken Zuständen. Indem der antike chinesische Leser dem Terminus *zhi* und somit dem Begriff des Ordnens zugleich im politischen und im medizinischen Kontext begegnete, entstand eine unbewußte Verknüpfung der Prämissen, unter welchen der Staat geordnet und die Gesundheit des einzelnen Menschen bewahrt oder wiederhergestellt wird.

Das ist keine nur oberflächliche Parallele. Die ambivalente Bedeutung des Terminus *zhi* ist nur ein Anzeichen für die Übereinstimmung politischer und heilkundlicher Vorstellungen in der antiken Denk- und Lebenswelt. Diese Übereinstimmung setzt sich in anderen Facetten der antiken chinesischen Medizin fort. In der Übersetzung in westliche Sprachen geht sie unausweichlich verloren. Im Kontext politischer Aussagen müssen wir *zhi* als «regieren», «ordnend eingreifen» übersetzen. Aus medizinischen Texten übersetzen wir mit «therapieren», «behandeln», «heilen». Damit ist der die gesellschaftliche und individuelle Ordnung-Heilung umfassende Charakter der antiken chinesischen Heilkunde aufgekündigt. Wo damals die Ordnung-Heilung des individuellen menschlichen Organismus eins war mit der Ordnung-Heilung des gesellschaftlichen Organismus, entsteht durch die Übersetzung unvermeidlich eine Kluft zwischen beiden Bereichen.

Die Bemühungen, die Metaphern in der chinesischen medizinischen Terminologie getreu ihrer antiken Metaphorik zu übersetzen und damit die enge Verknüpfung dieser Medizin mit ihren kulturellen Bezugspunkten aufzuzeigen, sind von westlichen TCM-Anhängern immer wieder als Versuch der Verunglimpfung der TCM kritisiert worden. Hinter solcher Kritik verbirgt sich somit ein gewisses Paradoxon. Zum einen soll die TCM «alternativ» sein, zum anderen aber möchte sie doch besser «wissenschaftlich» aussehen.

Es klingt eben nicht wissenschaftlich, wenn man *feng huo*

yan wörtlich als «Wind-Feuer-Auge» übersetzt, anstatt von akuter Bindehautentzündung zu sprechen, wenn man die Organgruppe *zang* wörtlich als «Langzeitspeicher» und die zweite Gruppe, die *fu*, als «Kurzzeitspeicher» oder «Paläste» im Körper übersetzt anstatt dem Sinn der antiken Metaphern entfremdet als «Voll- und Hohlorgane», oder ebenso weit von der Originalbedeutung entfernt, dafür aber lateinisch, als *orbes functionales*.

In der westlichen TCM-Literatur ist die Umdeutung der auch in der antiken chinesischen Medizin als konkrete morphologisch-anatomische Einheiten beschriebenen Organe als «Funktionskreise» ebenso weit verbreitet wie das Zögern, die chinesischen Termini etwa für «Leber» und «Niere» auch tatsächlich als «Leber» und «Niere» zu übersetzen. Dasselbe gilt für den Terminus «Blut». Begründet wird das mit den unterschiedlichen Funktionen, die den Organen oder dem Blut in der antiken chinesischen Medizintheorie zugewiesen wurden.

Das ist freilich ein untaugliches Argument, denn zum einen finden sich exakte Beschreibungen der anatomischen Realität der Organe in den ältesten Texten; zum anderen dürfte man dann auch «Auge», «Nase» und «Ohren» u. a. m. nicht mit den entsprechenden Termini in eine westliche Sprache übersetzen, da deren Funktionseinbindung sich in der Antike ebenfalls von der heutigen unterschied. Schließlich wäre es dann auch geboten, einen deutschen oder englischen Text aus dem 19. Jahrhundert neu zu schreiben, da seinerzeit ebenfalls andere Auffassungen von der physiologischen und pathologischen Bedeutung von Leber, Nieren und Blut herrschten. Der Hinweis auf solche Veränderungen findet sich im Kontext oder gehört in die Anmerkungen.

Tatsächlich geht es bei der Vermeidung einer wörtlichen und korrekten Übersetzung nicht darum, auf die geänderten Funktionen und Einbindungen der genannten Organe oder des Bluts zu verweisen. Die wörtliche und korrekte Übersetzung würde schlicht zu viele aus heutiger Sicht irrige Ansichten der Chinesischen Medizin verdeutlichen, und das gilt es zu verhindern.

Zu den Gegebenheiten, die für eine sachliche Diskussion ebenfalls anzuerkennen sind, zählen auch die Mythen von der

TCM als «natürlich, ganzheitlich, sanft, jahrtausendealt.» Diese Mythen haben sich im Westen festgesetzt und treffen doch in keiner Weise zu.

Die Zuweisung von «Jahrtausenden» als Gütemerkmal widerspricht den historischen Fakten. «Sanft» ist die Chinesische Medizin auch nie gewesen. Die groben Stifte, die als Nadel in das Gewebe gestoßen wurden, hatten wenig gemeinsam mit den feinen, schmerzfreien Nadeltherapien der Gegenwart. Der blutige Aderlaß, der die Praxis der Akupunktur über Jahrhunderte begleitete, ist nicht sanft zu nennen. Das kriegerische Vokabular verweist ebenfalls nicht auf einen «sanften» therapeutischen Ansatz. Die TCM wäre ein «sanftes, natürliches» Heilverfahren, wenn sie Licht, Sonne, Wärme, Erde, Wasser als naturbelassene Mittel auf den Körper einwirken ließe und in Verbund mit dessen eigenen, natürlichen Selbstheilungskräften darauf abzielte, Gesundheit zu bewahren oder wieder herzustellen. Solche Naturheilverfahren gibt es in Deutschland seit langem; die Traditionelle Chinesische Medizin sollte sich dieses Etikett nicht anheften. Ihre Theorie ist eine sozialphilosophisch beeinflußte Theorie. Ihre pflanzlichen, tierischen und mineralischen Arzneimittel entstammen zumeist der Natur, aber sie werden künstlich aufbereitet und in Arzneiformen zubereitet, die kulturell höchst anspruchsvoll sind, aber zugleich eine Modifikation der Natur bedeuten. Selbstheilungskräfte kennt die Chinesische Medizin nicht.

In der gesamten chinesischen Medizinliteratur der vergangenen zwei Jahrtausende findet sich nicht eine einzige Auseinandersetzung mit der auch von chinesischen Beobachtern wahrgenommenen Tatsache, daß viele Leiden von selbst heilen. Dieses Phänomen hat in der europäischen Medizingeschichte im Laufe der Jahrhunderte immer wieder zu Deutungsversuchen Anlaß gegeben, in China nicht. Stattdessen wurden die Arzneien von Autoren als «Soldaten» bezeichnet, die in den Kampf im Organismus eingreifen. Ärzte wurden als «Heerführer» bezeichnet, die die Soldaten im Kampf lenken. Die Terminologie der Übergriffe von einem Organ im Körper auf andere wurde mit militärischen Begriffen gleichgesetzt und entsprechend bezeichnet.

Davon findet sich in den heutigen westlichen Texten der TCM

rein gar nichts mehr; die kreative Rezeption hat diese Medizin zwar einem Verlangen vieler sensibler Menschen in den westlichen Industrienationen nach Harmonie und Frieden angepaßt, aber «chinesisch» ist diese Medizin in dieser Aneignung nicht geblieben. Sie war ein kulturelles Produkt in China, und sie ist ein «systemisches Kunstprodukt» in ihrer westlichen Adaptation – dieses als «natürlich» zu bezeichnen, liegt weit ab von der Wirklichkeit.

Insbesondere die angebliche Ganzheitlichkeit zog die Aufmerksamkeit vieler zivilisationsmüder Bürger der westlichen Industrienationen an, die sich unbewußt oder bewußt nach Gegenmitteln für die zunehmende soziale und kulturelle Zerklüftung der Gesellschaft sehnten. Die westliche Medizin bietet über ihre biochemischen und biophysikalischen Ansätze hinaus mit der Psychotherapie und der Psychosomatik eine Vielzahl von Konzepten und Verfahrensweisen, das längst anerkannte Zusammenspiel von Geist/Seele/Psyche und Körper in der Therapie und auch in der Vorbeugung von Kranksein zu berücksichtigen. Die historische Chinesische Medizin hat diese «Ganzheitlichkeit» nie so ausgeprägt umgesetzt. Ein historischer chinesischer Terminus für «Ganzheitlichkeit» existiert in der Chinesischen Medizin nicht; es ist ein westliches Konstrukt.

Angeregt von dieser westlichen Vorstellung haben westliche TCM-Therapeuten auch in der Theorie der Chinesischen Medizin eine Ganzheitlichkeit gesucht und gefunden. Sie verweisen darauf, daß die TCM Krankheiten nicht lokal isoliert, sondern als Problem des gesamten Organismus zu behandeln seien. Verglichen wird dann zumeist die Realität einer westlichen Schulmedizin, die diesem Anspruch theoretisch gerecht werden könnte, aber in der täglichen Praxis nicht gerecht wird, mit nur der Theorie der TCM oder Chinesischen Medizin – ohne zu berücksichtigen, daß weder in China noch hierzulande dieser Anspruch in jeder TCM-Arzt-Patienten-Begegnung verwirklicht wird.

Wie aber kann man heute eine Medizin als «ganzheitlich» bezeichnen, die keine Chirurgie und keine Hygiene kennt, weil sie keine Vorstellung von Viren und Bakterien hat? Wie kann jemand heute eine Medizin als ganzheitlich bezeichnen, die nur das Individuum behandelt und ihm alle Schuld für sein Kranksein auflastet, aber nicht in der Lage ist, außer in wolkigen Begriffen von Yin und Yang und «energetischer Verdichtung» die Wohn-, Arbeits- und Umweltrisikofaktoren in die Genese des Krankseins einzubeziehen und von der Politik entsprechende Public-Health-Maßnahmen einzufordern? Wie kann eine Medizin ganzeitlich sein, die weder das Gehirn noch die Gebärmutter als morphologische Einheiten konsequent in ihre Theorie einbezieht und somit auch nicht auf die Blutinsel im Kopf oder den Gebärmutterhalskrebs zu antworten vermag?

Über die Definition von «Ganzheitlichkeit» läßt sich trefflich streiten. Insbesondere die angebliche Konzentration der westlichen Medizin auf das rein biologisch faßbare Körperliche und die Vernachlässigung «geistiger» Aspekte ist immer wieder Anlaß, denjenigen heilkundlichen Ideensystemen, die das Körperliche und das Geistige vereinen, die *soma* und *psyche* nicht trennen, als ganzheitlich und die westliche Medizin eben als das Gegenteil darzustellen.

In diesem Kontext wird ein Aspekt nicht beachtet. Die europäische, säkulare Medizin ist auch eine Medizin der Freiheit. Es hat seinen guten Grund, daß in dieser Medizin eine Tendenz erkennbar ist, sich auf das Körperliche, auf das Materielle der menschlichen Existenz zu beschränken – auch wenn diese Tendenz stets in Frage gestellt worden ist, so äußert sich in ihr doch das Ideal, den Menschen die Freiheit des Denkens zuzugestehen. Ganzheitlichkeit wird mit dem griechischen Fachterminus als «holistisch» bezeichnet. Das klingt positiv. Man könnte freilich auch die lateinische Version nehmen und sie als «totalitär» bezeichnen. Das klingt nicht gut, gibt aber genau das wieder, was als Gefahr in einer solchen Medizin vorhanden ist: die totale Kontrolle über nicht nur das Handeln, sondern auch das Denken der Menschen auszuüben.

In der alltäglichen Schulmedizin bekommen die Menschen gesagt, was sie essen und trinken, wie sie sich kleiden, wie sie ruhen und wirken und wie sie ihr Geschlechtsleben führen sollen, um ihre Gesundheit zu bewahren. Ihre Gedanken bleiben frei. Eine in letzter Konsequenz «ganzheitliche» Medizin birgt die Gefahr,

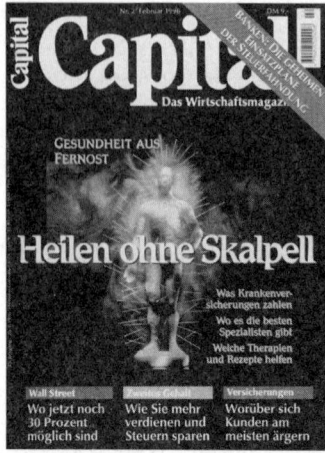
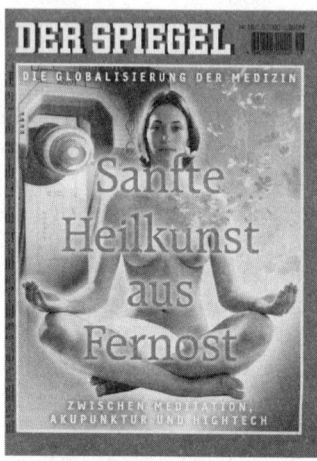
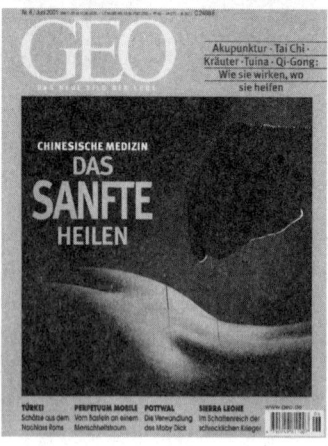
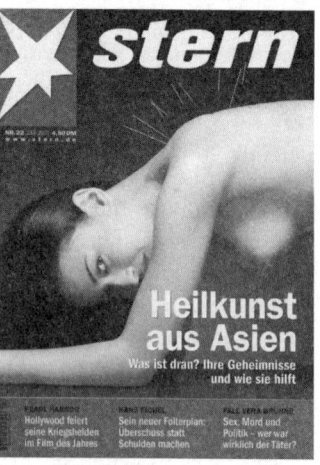

daß sich einige aufschwingen und den anderen vorschreiben, welche die beste Verbindung von *soma* und *psyche* ist, mit Maßgaben für das rechte Bewußtsein, das rechte Denken, die passenden Emotionen, u. a. m. Wer sich in solcher Unfreiheit wohlfindet, mag die entsprechenden weltanschaulichen Gruppierungen, derer es genügend gibt, aufsuchen und mit ihnen die Selbstbeschränkungen der Schulmedizin überwinden. Aber die geistige Freiheit, die die Schulmedizin in ihrer Beschränkung gewährt, ist ein Gut, das nicht unbekümmert in Frage gestellt werden sollte. Die TCM eignet sich dazu ohnehin nur sehr begrenzt.

Auf die hier angedeuteten und andere Mythen haben in den vergangenen Jahrzehnten viele von der TCM begeisterte Ärzte und Heilpraktiker ihr Wirken aufgebaut. Diese Mythen sind ihnen von ihren Lehrern, in Lehrbüchern und nicht zuletzt in den populären Medien vorgetragen worden. Die Titelseiten einiger Massenmedien, die sich im Laufe der Jahre des Themas Chinesische Medizin angenommen haben, zeigen den Gleichklang der Symbole auf, mit denen die Leser gewonnen und zugleich deren Vorurteile bestärkt wurden. Zumeist dient eine Frau, möglichst unbekleidet, dazu, «Sanftheit und Natur» zu verdeutlichen. Eine Zeitschrift, die sich in ihren Themenschwerpunkten vornehmlich geologischen Gegebenheiten widmet, ist hier einen eigenen Weg gegangen und hat eine weibliche Rückenansicht gewählt, die wenigstens entfernt an die sonst beschriebenen Sahara-Dünen erinnert.

Die Mythen von der TCM als «natürlich, ganzheitlich, sanft, jahrtausendealt» haben mittlerweile ihre Schuldigkeit getan. Sie haben, wenn auch aus Sicht des Historikers auf unangemessene Weise, die Aufmerksamkeit weiter Bevölkerungskreise auf diese Alternative zu der Schulmedizin gelenkt und das weite Spektrum an ohnehin verfügbaren Alternativen erweitert. In den 1970er und 1980er Jahren nahm die noch weitgehend weiße Folie der historischen Chinesischen Medizin Vorstellungen auf, die sich aus der Unzufriedenheit eines Teils der Bevölkerung westlicher Industrieländer mit der westlichen Medizin heraus gebildet hatten. Diese Projektionen angeblicher Eigenschaften der TCM sind nichts anderes als Hinweise auf Schwächen und Defizite der westlichen Medizin, die zu denken geben sollten.

Einige der wichtigsten Texte der antiken chinesischen Medizin liegen nun in philologisch anspruchsvoller Übersetzung vor und sind jedem Interessierten zugänglich. Die Originaltexte und auch die mittlerweile durch seriöse Studien einsehbaren Schriften einiger repräsentativer Ärzte der historischen Chinesischen

Medizin wie Sun Simiao, Wan Quan, Li Shizhen und Xu Dachun bergen auch nicht den leisesten Hinweis auf eine angebliche «energetische Verdichtung». Damit ist die Zeit reif, sich sachlich mit der Problematik der kulturellen Heterogenität des Gesundheitswesens und der historischen Realität der Traditionellen Chinesischen Medizin auseinanderzusetzen. Es gibt mittlerweile viele an der klinischen Anwendung der TCM Beteiligte, die über gute und sehr gute Chinesisch-Kenntnisse verfügen, die in China die klinische Realität studiert haben und die hierzulande erfolgreich eine Praxis führen. Sie tragen dazu bei, die Zeit der Mythen zu überwinden.

Viele Therapeuten – Ärzte und Heilpraktiker – sehen in der Anwendung der Chinesischen Medizin durchaus beachtliche Vorteile. Ärzte fühlen sich durch die bedrückende Realität der zunehmenden Kommerzialisierung des Gesundheitswesens, die sich in Auflagen der Krankenkassen, in den Fallpauschalen, in den Erwartungen von Investoren und vielen anderen Anzeichen mehr äußert, in ihrer standesberuflichen Selbständigkeit bevormundet oder gar entmündigt.[34] Sie finden in der nach ihrem eigenen Verständnis durchgeführten Therapie, auf der Grundlage ausreichend langer Beschäftigung mit jedem einzelnen Patienten und im Bewußtsein, die ihrer Meinung nach rein stoffliche Konzentration der biochemischen, biophysikalischen und technologischen Diagnose- und Therapieansätze der Schulmedizin mittels TCM erweitern und ergänzen zu können, eine Befriedigung, die sich auch auf ihre Patienten überträgt.

Diese Patienten leiden selten oder gar nicht an Malaria, Oberschenkelhalsbruch und Brustkrebs. Sie suchen Hilfe zumeist mit Leiden, die auf solche therapeutische Zuwendung ansprechen und deren Linderung oder Heilung sie bei rein schulmedizinisch praktizierenden Ärzten nicht erreichen konnten oder nicht zu erreichen glauben. Ein unbefangenerer Umgang mit den Vorteilen des schulmedizinischen Ansatzes und den bewahrenswerten Anteilen aus der chinesischen Medizingeschichte wird vielleicht eine neue Medizinkultur hervorbringen. In der wäre dann das Wohl der Patienten und nicht die Durchsetzung einseitiger Ideologie der Maßstab aller Therapien.

Anmerkungen

1 Harro von Senger, *Moulüe – Supraplanung: Unerkannte Denkhorizonte aus dem Reich der Mitte.* München 2008.
2 Alle Zitate aus dem Klassiker *Su wen* sind Paul U. Unschuld / Hermann Tessenow, *Huang Di Nei Jing Su Wen. Annotated Translation of Huang Di's Inner Classic.* Berkeley, Los Angeles. University of California Press 2011, entnommen.
3 Michel Strickmann, hrsg. v. Bernard Faure, *Chinese Magical Medicine.* Stanford. Stanford University Press 2012, 1 ff.
4 Paul U. Unschuld, *Was ist Medizin? Westliche und östliche Wege der Heilkunst.* 2. Auflage. C. H. Beck. München 2012.
5 Paul U. Unschuld / Zheng Jinsheng, *Chinese Traditional Healing. The Berlin Collections of Manuscript Volumes from the 16th through the Early 20th Century.* Leiden. Brill Publishers 2012. Bd. 2: 1173.
6 Ebenda, 3 Bände.
7 Nathan Sivin, *Chinese Alchemy. Preliminary Studies.* Cambridge, MA. Harvard University Press 1968, 81–122. Catherine Despeux, *Prescriptions d'acuponcture valant mille onces d'or. Traité d'acuponcture de Sun Simiao du VII. siécle.* Paris. Guy Trédaniel. 1987, 15 ff.
8 Zu Wan Quan existiert eine äußerst lesenswerte Biographie, verfaßt von Barbara Volkmar, *Die Fallgeschichten des Arztes Wan Quan. Medizinisches Denken und Handeln in der Ming-Zeit,* Urban & Firscher. München u. Jena 2007. Die im folgenden wiedergegebenen Daten zu Wan Quans Leben und Wirken sind diesem Buch entnommen.
9 Nian Xiyao, *Jiyan liangfang,* Vorwort von Nian Xiyao, 1a–1b, in Nian Xiyao, *Jingyan sizhong,* o. O., o. Z., in Paul U. Unschuld. *Medizin und Ethik. Sozialkonflikte im China der Kaiserzeit.* Wiesbaden. Franz Steiner Verlag 1975, 65.
10 Ulrike Unschuld, *Das T'ang-yeh pen-ts'ao und die Übertragung der klassischen chinesischen Medizintheorie auf die Praxis der Drogenanwendung.* Dissertation, Universität München 1972. Dieselbe, «Traditional Chinese Pharmacology. An Analysis of its Development in the Thirteenth Century». 1977, *Isis* 68, 224–248.
11 Als der Verfasser dieses Buchs, im Jahre 1969–1970 in Taiwan zahlreiche, zumeist nach dem Krieg vom Festland auf die Insel übergesiedelte Ärzte der TCM interviewte, fand er auch diese Realität vor. Nahezu jeder der Befragten behauptete von sich, der einzige zu sein – vielleicht noch mit Abstrichen sein Lehrer, der die Chinesische Medizin richtig anzuwenden wisse. Paul U. Unschuld, *Die Praxis des traditionellen chinesischen Heilsystems, unter Einschluß der Pharmazie dargestellt an der heutigen Situation auf Taiwan.* Wiesbaden, Franz Steiner Verlag 1973. Zu ausgewählten Zitaten aus Selbstdarstellungen der Interviewten, s. S. 27–29.
12 Paul U. Unschuld, *Forgotten Traditions of Ancient Chinese Medicine. A Chinese View from the Eighteenth Century.The I-hsüeh Yüan Liu Lun of 1757 by Hsü Ta-Ch'un.* Brookline. Paradigm Publications 1990. Alle folgenden Zitate sind diesem Werk entnommen.

13 Evariste Regis Huc, *Christianity in China, Tartary and Thibet.* London, III. 1857, 209. Zitiert in Croizier, 1968, 31.

14 Xu Yanzuo, *Yicui jingyan,* Guangzhou. Tieru yixian 1896, 24a, in Paul U. Un-schuld, 1975, 77. Croizier, 1968, 32, zitiert eine der typischen Kritiken an der Geldgier englischer Ärzte zu derselben Zeit: «The best cure he has done is upon his own purse, which from a leane sickness he hath made lusty, and in flesh.» Ähnliche Aussagen lassen sich auch auf dem europäischen Kontinent belegen.

15 Harold Balme, *China and Modern Medicine.* London 1921, 85. Zitiert in Croizier, 1968, 60.

16 Wong and Wu, 1932, 368. Zitiert in Croizier, 1968, 61.

17 Wu Lien Teh, *Plague Fighter. The Autobiography of a Modern Chinese Physician.* Cambridge 1959.

18 Kim Taylor, *Chinese Medicine in Early Communist China, 1945–1963. A medicine of revolution.* London/New York. Routledge Curzon 2005, 70 ff.

19 Ebenda,120 f.

20 Siehe auch die Analyse der Entwicklungen bei Thomas Ots, *Medizin und Heilung in China. Annäherungen an die traditionelle chinesische Medizin,* Berlin. Dietrich Reimer Verlag 1987, 8–30.

21 Volkmar, 2007, Einführung, VI.

22 Die Jahreszahlen der ursprünglichen Ausgaben dieser Arzneibücher sind hier irre-levant, da diese Texte «zeitlos» sind. Sie werden bis heute nachgedruckt.

23 Jürgen Kovacs/Paul U. Unschuld, *Essential Subtleties on the Silver Sea. The Yin-hai jing-wei: A Chinese Classic on Ophthalmology.* University of California Press. Berkeley/Los Angeles 1998, 204 f.

24 Ebenda, 173.

25 Die Quellen dieser und der folgenden im Internet gefundenen Aussagen sind hier nicht dokumentiert, da der Sinn dieser Zitate nicht darin besteht, auf die jeweiligen Verfasser zu zeigen. Der Inhalt der hier zitierten Aussagen ist repräsentativ für eine unübersehbare Vielzahl ähnlicher Sichtweisen.

26 http://portal.mytum.de/pressestelle/pressemitteilungen/NewsArtic-le_20110706_145242. Gelesen am 15.01.2013.

27 Carl Hermann Hempen, TCM. Ein Mediziner über die ‹Traditionelle Chinesische Medizin›. *Süddeutsche Zeitung* Nr. 36. 13./14. Februar 1988, S. 133.

28 Hanjo Lehmann, *Akupunktur im Westen: Am Anfang war ein Scharlatan. Dtsch. Ärztebl.* 2010; 107(30): A-1454/B-1288/C-1268. Eine Langversion des Aufsatzes findet sich auf http://tcm.de/html/george_soulie_de_morant.html.

29 Persönliche Mitteilung Ted Kaptchuks an den Verfasser.

30 Ted J. Kaptchuk, *The Web That Has No Weaver. Understanding Chinese Medicine.* Congdon & Weed. New York 1983, 35 f.

31 Manfred Porkert, *Die theoretischen Grundlagen der chinesischen Medizin.* Wies-baden. Franz Steiner Verlag 1973, 25; 140.

32 C. C. Schnorrenberger, Der Stellenwert traditioneller chinesischer und moderner westlicher medizinischer Diagnostik. In: *Physikalische Medizin und Rehabilitati-on. Zeitschrift für praxisnahe Medizin.* 18 (1977) 5: 213–219, bezugnehmend auf M. Porkert, Der wissenschaftliche Ort der Akupunktur. *Münch. Med. Wschr.* 118 (1976) 14: 422.

33 Manfred Porkert, *Deutsche Predigten zur chinesischen Medizin 1 und 2.* Dinkel-scherben. Phainon 1998.

34 Paul U. Unschuld, *Ware Gesundheit. Das Ende der Klassischen Medizin.* Mün-chen. C. H. Beck, 2. Auflage 2011.

Register